U0293594

总主编◎楼宇烈

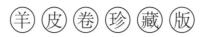

中|华|优|秀|传|统|文|化|经|典|丛|书

太乙金华宗旨

华胥子 ◎ 译注

华龄出版社
HUALING PRESS

图书在版编目（CIP）数据

太乙金华宗旨 / 华胥子译注 . -- 北京 : 华龄出版社，2023.5（2024.7 重印）

（中华优秀传统文化经典丛书 / 楼宇烈主编）

ISBN 978-7-5169-2496-9

Ⅰ．①太… Ⅱ．①华… Ⅲ．①道教－养生（中医）Ⅳ．① R212

中国国家版本馆 CIP 数据核字 (2023) 第 050367 号

| 策　　划 | 善品堂藏书 | 责任印制 | 李未圻 |
| 责任编辑 | 陈　馨 | 装帧设计 | 田越铎 |

书　　名	太乙金华宗旨	译　注	华胥子
出　　版	华龄出版社 HUALING PRESS		
发　　行			
地　　址	北京市东城区安定门外大街甲 57 号	邮　编	100011
发　　行	（010）58122255	传　真	（010）84049572
承　　印	三河市九洲财鑫印刷有限公司		
版　　次	2023 年 5 月第 1 版	印　次	2024 年 7 月第 2 次印刷
规　　格	889mm×1194mm	开　本	1/32
印　　张	10	字　数	176 千字
书　　号	ISBN 978-7-5169-2496-9		
定　　价	86.00 元		

中华优秀传统文化经典丛书

编委会秘书处

何德益　江　力　于　始　邹德金

出版缘起

文化是一个国家、一个民族的灵魂。泱泱华夏，五千年文明历史所孕育的中华优秀传统文化，是中华民族生生不息、发展壮大的丰厚土壤。

党的十八大以来，以习近平同志为核心的党中央高度重视中华优秀传统文化的传承与发展。2013 年 11 月 26 日，习近平总书记在山东曲阜孔府和孔子研究院考察时强调：“要大力弘扬中国传统文化。”2022 年 6 月 8 日，习近平总书记在四川眉山三苏祠考察时指出：“要善于从中华优秀传统文化中汲取治国理政的理念和思维。”2017 年 1 月，中共中央办公厅、国务院办公厅印发《关于实施中华优秀传统文化传承发展工程的意见》，系统部署传承发展中华优秀传统文化的战略任务，把传承中华优秀传统文化提升到新的历史高度。2022 年 4 月，中共中央办公厅、国务院办公厅印发《关于推进新时代古籍工作的意见》，明确指出，要完善古籍工作体系、提升古籍工作质量，"挖掘古籍的时代价值""促进古籍的有效利用""做好古籍普及传播"。

中华优秀传统文化是中华民族的"根"与"魂"。文化兴则国家兴，文化强则民族强。没有高度的文化自信，没有文化的繁荣兴盛，就没有中华民族的伟大复兴。党的十九届六中全会强调，要"推动中华优秀传统文化创造性转化、创新性发展"。为适应全民阅读、共读经典的时代需求，我们组织出版《中华优秀传统文化经典丛书》，以展示古籍研究领域的成果，推广、普及中华优秀传统文化经典，传承、弘扬中华优秀传统文化，提振当代中国人的文化自信。

激活经典，熔古铸今。丛书精选中华优秀传统文化经典，既选取广为人知的历史沉淀下来的传世经典，也增选极具价值但多部大型丛书未曾选入的珍稀出土文献（如诸多竹简、帛书典籍），充分展示中华优秀传统文化的历史脉络与宏富多元。丛书由众多学识渊博的专家学者担任编委，遴选各领域杰出研究者与传承人担任解读（或译注）作者，切实保证作品品质。

丛书定位为中华优秀传统文化经典普及读物，力求能让广大读者亲近经典、阅读经典，充分领略和感受中华优秀传统文化的魅力，并从中获益。为此，解读者（或译注者）以当代价值需求为切入点解读古代典籍，全方位解决古文存在的难读难解、难以亲近的问题，让中华优秀传统文化贴近现实生活，走进人们的心中，最大限度地发挥以文化人的作用。

"问渠那得清如许？为有源头活水来。"博大精深的中华文化源远流长，五千年文脉绵延不绝，中华优秀传统文化是中华儿女奋发图强、继往开来、实现民族伟大复兴的强大精神来源。"洒扫应对，莫非学问。"读者诸君若能常读经典、读好经典，真正把传统文化的精义、真髓切实融入生活和工作，那各位的知与行也一定能让生活充满希望，让工作点亮未来，让国家昌盛，让世界更美好！

丛书编委会

2022 年 6 月 9 日

绝句

吕洞宾

息精息气养精神，精养丹田气养身。

有人学得这般术，便是长生不死人。

导　　论

坐破多少个蒲团，成道能有几个？

全球开始风靡冥想打坐。

从苹果的创始人乔布斯开始，古老又神秘的精神修行方式——打坐冥想，正在席卷商业界，改变企业家的思维模式，并成为企业竞争优势的一项重要来源。在创业之都硅谷，打坐冥想受到众多创业者和工程师的广泛关注。谷歌为员工开设正念冥想培训。在金融中心华尔街，管理千亿美元资产的投资精英们修习冥想，希望在大市的跌宕起伏中摒弃杂念、保持超然平静。高盛集团聘任了专业的冥想教练来帮助员工练习。在世界500强企业，通用磨坊、宝洁、塔吉特、亿贝等也为员工提供了打坐冥想的硬件设施。

在达沃斯世界经济论坛，打坐冥想都被纳入讨论主题。世界政府首脑和商业领袖热烈讨论，甚至现场练习。在教育界，哈佛商学院在领导力课程中加入正念冥想练习的内容，甚至在美国的一些小学，学生们每天两次在一起打坐冥想。

无独有偶，巴菲特的第一投资原则是"独立思考和内心的平静"。松下幸之助也认为："长期修禅的商僧，不论社会上发生哪一种变动，他都能够泰然自若，考虑着自己该做的事，并尽量减少错误。"为什么世界500强、华尔街、硅谷、教育界都开始推广打坐冥想？打坐冥想到底是什么？能给企业和员工带来什么？

毫无疑问这是一个良好现象，值得称赞、提倡与普及。至少，如果说现代医疗体系为人类的健康提供了外部的保障机制，那么打坐冥想的修炼为自身的健康提供了内在的保障机制。但是，必须指出的是，正像当年宋代大儒朱熹在自修丹道而不得入其门后，只好将一些思想和方法融入其"半日静坐，半日读书"的治学修身方法之中，打坐冥想对于中国道家的丹道来讲，虽不能算是皮毛，但只是在修行的路上走了一半而已：平时动的太多，现在该静一静了，算是从"看山是山，看水是水"进入了"看山不是山，看水不是水"的境界。一条路只走了一半，那么另一半呢？

高道纯阳子吕洞宾有一首影响深远的丹诗《百字铭》，将整个丹道浓缩为20句100个字："养气忘言守，降心为不为，动静知宗祖，无事更寻谁。真常须应物，应物要不迷，不迷性自住，性住气自回。气回丹自结，壶中配坎离，阴阳生反复，普化一声雷。白云朝顶上，甘露洒须弥，自饮长生酒，逍遥谁得知。坐听无弦曲，明通造化机，都来二十句，端的上天梯。"

全诗可大致分为两部分，上半部分以性功为主，从开头"养气忘言守"句到"性住气自回"句，主要形式就是打坐冥想，即从动入静，养气忘言以降其心，这是一条路走到了一半处；下半部分以命功为主，从"气回丹自结"句到"明通造化机"句，主要形式就是精气相交，即从运入化，取坎填离以复乾坤，这正是一条路中"看山还是山，看水还是水"的风光最好处。

中国明清之际三大思想家之一王夫之，被普遍认为是一位大儒，但他是一位丹道大家的事实被后人有意忽视了，他的丹道造诣在其屈原《远游》注释与数十首《愚鼓词》中体现无遗。其曾言："动静者，乃阴阳之动静也""静者静动，非不动也。静者含动，动不舍静"。我等不能简而化之将其局限为身体的动静，更应知晓动静之间，尚有运化也。正如《百字铭》所言，还有一个"壶中配坎离，阴阳生反复"的紧要环节，以及下一步的非凡景象。

丹道的首要目标是结丹，即"气回丹自结"。何谓丹？点校《新编吕洞宾真人丹道全书》《新编张三丰先生丹道全书》的学者陈全林在其序："丹是人体沟通天地能量的媒介，也是阳神成就的能源。丹是比喻的说法，丹不是实体，丹是性命精华、天地能量在人体凝聚后的生命超常功能态。""丹包含了生命信息、生命能量、生命智慧、生命状态与道合一的一切总和。"

"白云朝顶上，甘露洒须弥，自饮长生酒，逍遥谁得知。"这另一半路上的景象别人看不到，自己定能看见。正如《太乙金华宗旨》（以下简称"《宗旨》"）第五章所示："如一般入定，而槁木死灰之意多，大地阳春之意少"，即是此意。为何如此，又将如何做到呢？

黄帝的《阴符经》、老子的《道德经》暗含丹道的最高心法和功法，历代丹道宗师们奉为圭臬，比如丹道南宗始祖紫阳真人张伯端："阴符宝字逾三百，道德灵文止五千。今古上仙无限数，尽于此处达真诠。"北宗五祖、全真派创派祖师王重阳："希夷微妙在坤乾。理透阴符三百字，搜通道德五千言。害风一任害风虔。"元代著名内丹理论家、高道上阳子陈致虚《金丹大要》言："金丹之道，黄帝修之而登云天，老君修之是为道祖。窠由高蹈，筏铿长年，尔来迄今，历数何限。求于册者，当以《阴符》《道德》为祖，《金碧》《参同》次之。"吕洞宾在他秘注的《道德经心传》弁言中言："五千言之书，尽人而知为道德之经；而五千言之旨，举世而难传。道德之脉，非修人不能传""自修身，以至治国平天下；从无欲，以臻无上神通"。

《阴符经》点破了天地、万物、人三者之间的关系："天地，万物之盗；万物，人之盗；人，万物之盗。"三者之间只存在着一个关系，那就是不告而取的"盗"，其中万物通过人的眼、耳、鼻、舌、身、意"六根"盗取人的精气神。南宋高道云峰散人夏元鼎《黄帝阴符经讲义》言："天地贼万物，而覆载者常存，万物贼于人而生成者不绝，至于人贼万物，本资以养生也，而反不能长生，乃为万物所盗。哀哉！世人能深明此理乎？"这与《宗旨》第一章（《道藏续编》版）："无人不愿求生，而无不寻死""六根以引之，六尘以扰之"，完全相一致。那么，人该怎么办呢？丹道高手夏元鼎给出的解决方案必然与吕洞宾相一致，就是"宗旨"之所在："苟能明之，自然知所修为守护三宝，爱养灵珠，存三守一，精气神全，赫赤金丹，辉光充实，天地万物何能为盗于我哉！"

丹道是道教文化中核心的学问，是一种特殊的文化现象，是珍贵的文化遗产。道教信仰又称神仙信仰，主要在神仙、仙境和成仙方术中构成，其中成仙方术也是长生之术，其精华即为丹道，或者说，丹道是道的觉悟方法，是支撑神仙信仰的核心。丹道绝非仅是丹法或养生之术，而是通过丹法成道的系统工程，养生健康可以理解为修炼成果之部分显化。

"不知凝神入气穴，坐到老死不见道"，是给天下千千万万追求智慧与灵性成长的人的重要提醒。这句诗来自丹经《道乡集》，据传《道乡集》恰是吕洞宾起的名字，并作了序言。这句简言之的"不知凝神，坐到老死"告诉我们，当前世界各界所流行的打坐、冥想或静心只是为获取更多利益与胜算的深度休息而已，算不上究竟，并不使人修心养性，更遑论明心见性了，百尺竿头尚须更进一步。

该如何练习？下手处在哪里？
圣圣相传，不离反照

丹道不仅是休息，更是修道，其一贯天机即是《宗旨》第八章开篇明示："玉清留下逍遥诀，四字凝神入炁穴。"南宗三祖高道薛道光《还丹复命篇》同样留下了"昔逢师传真口诀，只教凝神入炁穴"的记载。高道张三丰在《道言浅近说》更是直接讲明了丹道的下手法门为八个字："凝神调息，调息凝神"，而这个法门的第一步就是"回光"。

"回光"是《宗旨》的核心功法，书中称："夫回光，其总名耳。"全书一共十三章，其中以"回光"为题的计有五章，核心由此可见。"回光"法又称内观法，此两法在方法上或许一致，但在价值上"回光"神妙无比，更胜一筹。

老子《道德经》被尊为丹道祖经，曰："涤除玄览，能无疵乎？"从丹道角度即是揭示了内视法。关于老子的内视法在《宗旨》第三章"回光守中"也以"老云'内观'"点出。各种通过存想、内视进入虚静境界的功法可统称"观修"。《内视经》，又称《太上老君内观经》，也是道教的经典著作之一："人不能长保者，以其不能内观于心故也。内观不遗，生道长存。""谛观此身，从虚无中来。因缘运会，积精聚气，乘业降神，和合受生，法天像地，含阴吐阳，分错五行，以应四时。眼为日月，发为星辰，眉为华盖，头为昆仑，布列宫阙，安置精神。万物之中，人最为灵。性命合道，人当爱之。内观其身，惟人尊焉。而不自贵，妄染诸尘，不净臭秽，浊乱形神。熟观物我，何疏何亲。守道长生，为善保真。世愚役役，徒自苦辛也。"

"人能常清静，天地悉皆归。"道教早晚功课第一经《太上老君说常清静经》（简称《清静经》），也是一部"观修"的丹经："夫人神好清，而心扰之；人心好静，而欲牵之。常能遣其欲，而心自静；澄其心，而神自清；自然六欲不生，三毒消灭。所以不能者，为心未澄，欲未遣也。能遣之者：内观其心，心无其心；外观其形，形无其形；远观其物，物无其物；三者既悟，唯见于空；观空亦空，空无所空；所空既无，无无亦无；无无既无，湛然常寂。寂无所寂，欲岂能生？欲既不生，即是真静。"

《黄庭经》，又名《老子黄庭经》，为唐宋时期上层社会推崇的道教上清派的最重要经典，被内丹家奉为内丹修炼的主要经典，分为《黄庭外景玉经》《黄庭内景玉经》《黄庭中景玉经》。其经提出"至道不烦决存真，泥丸百节皆有神"，并述之"三部八景二十四神"。从经名可以看出这是一部以观想"黄庭之景"来炼养身心意的丹经。陆游更有诗句赞道："白头始悟颐生妙，尽在《黄庭》两卷中。"

唐代高道"药王"孙思邈的《备急千金要方》卷二十七，记载了黄帝内视法："存想思念，令见五藏如悬磬，五色了了分明，勿辍也。"高道葛洪在《抱朴子》中也著录了《太上老君内观经》一卷，云："吾闻之于师云，道术诸经，所思存念作，可以却恶防身者，乃有数千法，如含影藏形，及守形无生，九变十二化二十四生等。思见身中诸神，而内视令见之法，不可胜计，亦各有效也。"高道陶弘景《真诰》引《丹字紫书三五顺行经》论内视法："坐常欲闭目内视，存见五脏肠胃，久行之，自得分明了了也。"又引《紫度炎光内视中方》曰："常欲闭目而卧，安身微气，使如卧状，令旁人不觉也。乃内视远听四方，令我耳目注万里之外。久行之，亦自见万里之外事，精心为之，乃见百万里之外事也。"三位名医高道都认为"观修"具有神通。

万卷丹书，总是龙虎龟蛇；千篇秘籍，无非铅汞婴姹；百部至道，更加真空妙用。或许从来没有一部丹道功法如此明白直接（"诀中捷诀"），告诉我等只要通过双眼（"枢机全在二目"）就可进行练习。运用"∴（音读伊）字法"之"回光"就解决了无数人迷惑不已的下手处问题：上中下，三个丹田，到底意念放在哪里？今豁然而开！

《宗旨》的口语化文体类似于课堂笔记，理解起来，按常理应不困难，但初读又确有难度。难度来自不在课堂现场的氛围，无法与导师的目光进行交流，无法与导师的神识进行对话，即无法达到书中所言"太上大道，贵乎心传"的境界。书中也常有因口语化的表达而造成的用词（概念）不一情况，比如"天心""乾宫""元宫""中宫""玄窍"等，皆指一处，而这一处，即实又虚，是一个两重天地。又如"性""光""神"与"意""念""心"等，是指一义，而这一义，即神又气，是一个两位一体。这恰是东方哲学独有的"炁一元论"与西方哲学特有的"心物二元论"的区别所在。也正如此，丹道的神妙与精微，反而让我等具有了可以不断精进的高远空间与无尽可能性。

"回光"如何译成现代语？"金光回转"似可，"光的回旋"似可，"光的运转"似可，但总不完备，神妙无比的"回光"二字索性不译也罢。类似还有《宗旨》原创性或核心性概念"太乙""金华""天光""天心""元神""识神""性光""识光"等，或者丹道体系的常见概念"性功""玄关""玄窍""真性""真意""正念""神火""意土""精水""真阳""真阴""中黄""黄庭""神室""如如"等，以及现代汉语也偶有使用的"元始""天机""气机""神识""神明"等，除非特别需要之处，原则上均不作翻译，大多以注解的方式列于每章译文之后，供读者备查。这些极为重要的中国文化元素，值得丹道、国学爱好者和实习者们明确掌握后变为常用词汇。

如果这些算是理解难点，解决它们完全不是问题。一方面，通过对全书反复研读，前后互参，分类综合，自然明其法理，握其枢要；另一方面，信受奉行，勇于实践，不断切磋，自然获其体证，得其效验。当然通过对余所注译的相关文字的阅读也会有所理解与裨益，这是余注译此书的基本初衷。

其实所有难点的背后是"起信"，所有"起信"的背后是文化的断层，所有"断层"的背后是文化的迷失。比如，对阴阳太极图有少许留意就会明白所谓的真阳、真阴，白境与黑境中的一对"鱼眼"即是此意，并非只是阴中有阳，阳中有阴，还是阴中有真阳，阳中有真阴也；并非只是互相包容，还是互相生成，互相转化也。比如，对易经八卦有些微理解就会明白所谓的坎水、离火，每个卦爻的形象即是一览无余的直观显示。总之，是为人心用事，道心泯灭，即闻道而未必能信而行之，故曰"难"也。

神话不是事实，却是真相

心定龙归海，情忘虎隐山

文化的沿革与流传，分为有文字记载和无文字记载两种形式。人类的文化就是由这两种形式组成的，也可以分为史话的和神话的。华夏民族的英雄神话中所蕴含的人类的生命意识、反抗精神是极为直观的，充分体现了人的主体意识，即对生命永存的不断追寻，以及改造世界的顽强意志。道教经典《老子西升经》言："人在道中，道在人中。"这在道家文化中是一个基点，翻译成现代语言，宇宙意志即是人的意志，人的意志即是宇宙意志。在这些神话中，具有强大意志力的英雄被赋予的各种品质，在漫长的历史生活中沉淀成为民族性格，但我们却完全忽略了其中所蕴含的真相。

后羿射日、嫦娥奔月、共工触山与女娲补天并称中国古代著名的四大神话皆与丹道有关，完全可理解为丹道炼养的隐喻象征，其中的人与物皆是取象比类。《周易·系辞传》说："易者，象也。""夫象，圣人有以见天下之赜，而拟诸其形容，象其物宜，是故谓之象。"《庄子》："夫尊卑先后，天地之行也，故圣人取象焉。"

后羿、嫦娥合而为一表示大道，分开则表示阴阳与造化。《中庸》言："君子之道，造端乎夫妇，及其至也，察乎天地。"日、月表示日精月华，日中有乌鸦，为阳中之阴，即真阴，也称乌肝；月中有蟾兔，为阴中之阳，即真阳，也称兔髓。紫阳真人张伯端在《悟真篇》中写道："先把乾坤为鼎器，次搏乌兔药来烹。既驱二物归黄道，争得金丹不解生？"诗中的"乌兔"即是此意，指的就是太阳太阴。当代武林泰斗万籁声曾总结道："乌兔也，药物也，修慧也，均性命双修之别名耳。"

共工之所以一头撞断"不周山"，是因他在与火神祝融进行一场旷日持久的大战中败北了，而他是水神。水与火在丹道中代表着心与肾，又因心属火，位于南，八卦中为离，肾属水，位于北，八卦中为坎，是谓"离火""坎水"，也即真阴与真阳。共工一怒之下撞断"不周山"代表"水火未济"，这是易经六十四卦的最后一卦，卦意就是失败，而倒数第二卦即第六十三卦"水火既济"却代表着已经成功。在丹道中，称之"坎离相交"，即《宗旨》的第十一章标题"坎离交媾"；在医学中，称之"心肾相交"。

所谓"不周山"是人界唯一能够到达天界的路径，被一头撞断，表示当"水火未济"时，天就有了漏洞，地就有灾难；也表示当人之"心肾不交"时，身就有漏洞，命就有危险。

女娲则代表阴阳造化之源，至于女娲补天所捣炼的五色石更含有"金丹"之意，"五色石"暗示着修炼丹道的"五行"之始。丹道要典《性命圭旨》言："唯圣人知回机之道，得还元之理，于是攒五簇四，会三合二，而归一也。""五色石"可称之为"五行攒簇"，五行即东魂之木、西魄之金、南神之火、北精之水及中意之土，"使金木水火土具会与中宫，谓之攒簇五行也"；也称之为"和合四象"，即"眼不视而魂在肝，耳不闻而精在肾，舌不动而神在心，鼻不嗅而魄在肺，四者无漏，则精水神火魂木魄金皆聚于意土之中，而谓之和合四象也。含眼光，凝耳韵，调鼻息，缄舌气，四大不动；故曰精神魂魄意攒簇归坤位，静极见天心，自有神明至"。其余，会三是指"身心意为主、精气神为用"而三宝合一，合二是阴阳和合，最后形成内丹。这既是道学的理论基础，又是丹道的整个功程，即高道张三丰《无根树》所言："顺成人，逆成仙。"

依而行之，信而从之，盗夺天地，逆运造化
华夏民族与天地争衡的思想与实践

张三丰的"顺成人，逆成仙"，正是与天争衡、盗夺天地、逆运造化的道家精神。吕洞宾在丹诗《窑头坯歌》中有一个关于修炼的极为形象的比喻："窑头坯，随雨破，只是未曾经水火。若经水火烧成砖，留向世间住万年。"人就像一块土坯，若只有水浇，就会冲散；或只有火烧，就会脆化，所以既要用火烧又要用水浇，才成制出一块风雨不化、烈火无惧的砖来。丹道称之为水火相济，即心肾交合、神气相抱之喻，所以才把内丹修炼的过程叫作"炼丹"。

丹道俗称内丹学，其实就是模拟的一个道成天地的过程，在自身中另开一个天地。《中华道教大辞典》的主编、中国

社会科学院研究员胡孚琛总结道："中国丹道家与丹道学者们数千年来苦苦探究宇宙自然法则和人体生命科学的智慧结晶，是一种综合道、释、儒三教文化的宇宙论、人生哲学、人体观、修持经验为一体的理论体系和行为模式，又是一项为探索生命奥秘，开发心灵潜能而修炼的人体系统工程。"

他认为："丹道经书是古代丹家为了同死亡作斗争，以人体为实验室，以精、气、神为药物，研究如何延长生命、摆脱生死，为揭开人类心灵的奥秘终生修炼的实验记录。历史上丹家在异族进犯中原之际，为了延续中国传统文化的圣脉，将儒、道、释三教精华熔为一炉，当作道教的修持程序以口诀秘传的方式保存下来。由于丹经多用隐语，法诀不落文字，因之被称之为'千古绝学'，真正洞悉的人寥若晨星。特别是宋元以来道教史上道派和丹派合一，丹道法诀被当做道派凭传的根据和道士终极的修持方式，内丹道在道教中更为盛行，成为道教徒最奥妙、最隐密的修仙之法。"

中国科学技术信息研究所研究员张超中在其《黄庭经注译·太乙金华宗旨注译》中言："《太乙金华宗旨》中也融入了大量释、儒二家的哲理精华，其目的是为了使人更容易了解内丹学说。古丹经惯用坎离、水火、龙虎、铅汞、火候、周天、沐浴等隐而不明的术语，《宗旨》则以浅近活泼的语言，直指本质。内丹修炼主要是精气神的修炼，书中提出坎离即阴阳，阴阳即性命，性命即身心，身心及神气。这样就把坎离、阴阳、性命、身心、神气等各家概念融在一个体系中，无所不用。"心静则丹，心空即药"，是借佛理说道，简单明了。《宗旨》强调性功，注意心性修养功夫，道、释、儒三家的修持功夫在生死这一根本问题上统一起来。

关于在钟吕金丹道体系中，尤其是《宗旨》之丹语中的核心概念及相互关系——元神、识神以及金丹炼成之后需继续炼养的阴神、阳神，胡孚琛用现代语言阐释得极为清晰明白："我认为人的意识可以划分为三个层次，即表层的常意识（日常的认识、思维的活动，丹家称为识神），深层的潜意识（非理性的记忆和欲望，包括丹功中的幻觉和真意，可凝炼为阴神）；潜藏在最核心的元意识（遗传的本能意识，丹家称为元神，可招摄先天一气而凝炼为阳神）。"他把丹道即内丹学的定义表述为："内丹学就成了一项凝炼常意识，净化潜意识，开发元意识的心理程序。"关于何为先天一气？他解释为："先天一气是时空未展开之前宇宙本源的初始信息，是自然界的根本节律。"

大道无为本自然，功夫不到不方圆

丹道伴随着中华民族的浩荡历史而不断发展和创新

丹道是中华民族对生命修炼技术的精华总汇，是中华民族对世界文明的独特贡献。《丹道源流》作者程宝良在序言中写道："丹道家通过一定的理论构建、方法设计，把道与生命经验联系在一起，通过探索生命的本质、生命内在与外在的关系，来验证和升华对道的认知和体证，不断从深、广两个角度发展和开拓道的内涵与外延。这一探索过程本身体现着严谨治之的科学精神。现在的我们更应努力去实践古人的成果，探索古人揭示的秘密，揭去其宗教神秘面纱，用现代科学和哲学进行丹道研究，使之成为全人类的共同财富。"

胡孚琛给出一个具有高度的概括："内丹学的研究是打开人体生命科学的钥匙。"他在相关的著作中论述道："现代科学对大至 10^{10} 光年的宇宙，小至 10^{-10} 厘米的基本粒子，都有了较明确的认识，而对于人的大脑，对于人的精神活动，对于生命和意识的本质却知之甚少。当我们即将跨入 21 世纪之门时，发现在人体生命科学的领域还被一片'乌云'笼罩着，许多生命现象和精神活动的效应因违犯科学的旧范式在学术界引起一次次的争议。内丹学的研究是打开人体生命科学的钥匙，内丹之秘的揭开必将给现代身心医学、生理心理学、脑科学带来突破性的进展。"

那么何为丹道？程宝良定义说："丹道是一项运用较为完善的理论体系、次第完备的方法体系来解释、支撑、解决人内在的'性命之道'，升华或超越为'本元之道'的系统工程。从结构上讲，丹道具备相互支持、相互融合的三个子系统，即'道''礼''法'，这也可称为丹道三要素。从逻辑上讲，丹道源于寻求突破有限生命的途径，最终的归宿是'返本还元''合道长生'。从本质上讲，丹道是在人与自然、人与人、人与物的关系中，探索生命本质、提高生存质量、突破寿命局限的一项系统工程。从丹道本身来看，它并非宗教，且独立于宗教，只是宗教利用了丹道来支撑其神仙长生的信仰。从现代学科分类的角度讲，丹道是一门自成体系、融合多种学科为一体的生命科学。"

丹道的起源可追溯到远古，认为伏羲、神农、黄帝等中华民族的人文始祖都是丹道的创立者。丹道家认为伏羲"一画开天"构建易卦系统，构建太一文化，奠定了丹道的理论基础，并作为华夏文明之肇端。神农尝百草注药书为丹道提供了医学、药学基础，结集为《神农本草经》。黄帝问道于广成子，即为丹道之开始，《黄帝内经》明确黄帝有"移精变气"的修炼体验，《史记》明确记载黄帝"且战且学仙"。虞舜、唐尧、夏商、西周时期留下了许多神仙方术的传说，如赤松子、王子乔、彭祖的这些修真之士，大多隐居于名山大川之中，或是服食药饵，或是陶冶养气，或是音律感应，或是精于交接，为后世丹家提供了许多炼养经验。战国时期已有《却谷食气篇》《行气玉佩铭》等流行于世，西汉时期又有《导引图》等。

《性命圭旨》言："夫学之大，莫大于性命。"丹道是性命双修乃至学仙成真之术，并非仅是今天的所谓养生之术。明朝高道伍冲虚《天仙正理》言："仙道以元神元炁二者双修而成，故说性命双修为宜。"《性命圭旨》又言："性命之说，不明于世之久矣。"道家大宗师庄子在《南华经》中记载了非常多的"性命双修"之道法。比如修性之"丧我""朝彻""心斋""见独"等；修命之"坐忘""缘督""踵息""听息"等；概念与理论之"天府""葆光""混沌""灵台""玄珠""道枢""环中""心养""照旷""登假""虚室生白"等。这些都成为后世的重要丹法、效验和追求目标。

　　庄子所传的丹道法诀与《宗旨》极为一致，比如"若正汝形，一汝视，天和将至；摄汝知，一汝度，神将来舍。德将为汝美，道将为汝居。汝瞳焉如新生之犊而无求其故"。必须要端身正意，要坐正身姿，放松下来，这叫"正汝形"。"一汝视"就是反观内照，要回到你自身上来，调整呼吸。"天和将至"身体就充盈了天地的阴阳和合之气。"摄汝知"，就是摒弃感官认知，那些我们不知道的东西，我们无法理解的东西。什么叫作"一汝度"？就是专注，把意念全部放在呼吸上，最好的方法与层次就是止息，即胎息。"神将来舍"，这时候元神出现，神明通达，真正获取了自由意志。这些需要我等的眼睛像新生的婴儿一样神光内守，外无所求。

　　庄子被有意无意地归到了养生家的范畴，世人总粗浅地拿他书中的"吹呴呼吸，吐故纳新，熊经鸟申"作为导引之术，庄子看到后辈如此不堪，估计要坏了修行，踢他两脚。通过庄子丹道"徇耳目内通而外于心知，鬼神将来舍""独与天地精神往来""胞有重阆，心有天游"，从虚空中获取真气的无穷玄妙的体验和心灵获得绝对自由的逍遥。唐代高适《古乐府飞龙曲，留上陈左相》诗："天地庄生马，江湖范蠡舟。"将其表达得淋漓尽致。庄子的丹道与《宗旨》第八章"逍遥诀"："玉清留下逍遥诀，四字凝神入炁穴。"到最后一章"劝世歌"中"无始烦障一旦空，玉京降下九龙册。步霄汉兮登天阙，掌雷霆兮驱霹雳"，两首诗中所表达的过程完全一致。

西汉之前方仙家有很多种术法，其中有金丹术和练气术。东汉魏晋时期有人把二者结合，服食金丹，然后用练气术炼化铅汞、炼化丹毒，魏晋玄学的很多著作都有提到这种练气炼化的记录，在丹道宗师魏伯阳《周易参同契》、四大天师之一葛玄《五千文经序》和高道葛洪《抱朴子》的书里都有非常详细的描述。但是那个时候并没有把这种练气术叫作内丹。一直到唐代都是服食、炼化并举，直到钟吕摒弃外丹服食，专攻内丹。所以内丹术就是外丹炼化术的超越，只是在这次复兴的超越中继承或沿用了外丹的名词，铅汞龙虎、日月坎离，而这些名词不过是外丹从《易》那里借过来的。

但后世及当代大部分学者认为，魏晋以来的内丹著作，多由道家老庄书中的修养方法和唐代之前的神仙方术继承而来，虽有内丹之称，但是尚未形成系统的理论与方法。对这个观点，余认为不仅依据不足且甚为可悲。黄帝老庄之书，包括《黄帝内经》和《黄帝阴符经》，其中隐含有内丹法诀，无一不是系统而完整的丹道，只是没有用到"内丹"这个词而已。

钟吕金丹道
复归生命本质的路线图

到唐末五代时期，内丹之道已相当盛行。其中庄子《南华经》所体现出来的丹道被钟吕金丹道全面继承，可以说，正是这种极大的继承恢复了"内丹"原有的地位。

历史资料证明，秦汉方仙道已秘传内丹修炼之术，这也可在最早的道经《太平经》有爱气、尊神、重精的思想，提出了内照、存神、食气、胎息、辟谷等修炼方法；《老子想尔注》主张"深藏其气，固守其精，无使漏泄"，并联系房中术等提出了结精练气、养神、守戒等修行法门。真正形成"内丹"说，或者说"内丹"的复兴，是从钟吕金丹道开始。到了唐代丹道开始广泛流行，丹经也不断出现，影响至今。

所谓钟吕金丹道，就是以道教宗师钟离权、吕洞宾为代表的"内丹"修持派。其留下的丹道著作已经形成独立而完整的体系。钟吕金丹道最为重要且系统论述丹道的著作有：钟离权的《灵宝毕法》《钟吕传道集》（钟离权与吕洞宾师徒教学问答，施肩吾撰），施肩吾撰《西山群仙会真记》及吕洞宾著《宗旨》四部，另外，吕洞宾还留下大量重要的丹诗，如《百字铭》《沁园春》《渔夫词》《谷神歌》《敲爻歌》《窑头坯歌》《指玄篇》等。

同时代还有高道至一真人崔希范所著的《入药镜》，影响后世甚深，吕洞宾对他称赞有加。略早些曾影响朝野的丹道大成者以司马承祯为代表的上清派诸师著作，在宋代以后，虽然在丹道上的历史地位仍在，但因随上清派的人才传承问题而影响渐失，殊为可惜。

《灵宝毕法》凡三卷，上卷名为《小乘安乐延年法》，分为四门，即匹配阴阳第一、聚散水火第二、交媾龙虎第三、烧炼丹药第四。此为内丹的筑基之法，炼此可以延年益寿。中卷名为《中乘长生不死法》，分为三门，即肘后飞金晶第五、玉液还丹第六、金液还丹第七。此为内丹的丹成之法，炼此可以长生不死。下卷名为《大乘超凡入圣法》，分为三门，即朝元炼炁第八、内观交换第九、超脱分形第十。此为内丹的丹用之法，炼此可以超凡入圣。

《灵宝毕法》被后人简化为"三仙功"，即"人仙功""地仙功""天仙功"。就是炼丹三次、造化三次，一为筑基，二为丹成，三为丹用，实现法地、法天、法道，最终获得再生。"人仙功"是以身为炉，以炁为药，以心为火，以肾为水，九还七返，坎离相投，金液还丹。"地仙功"是以神为炉，以炁为药，以日为火，以月为水，晦海探宝，行空望月，阴阳相合。"天仙功"是以神为炉，以性为药，以慧为火，以定为水，九宫不灭，乾坤常转，天人同化。炼丹就是炼就阴阳造化、获得再生的过程。

《钟吕传道集注译》和《灵宝毕法注译》的注释者沈志刚认为："《灵宝毕法》标志着在人与神仙、天仙之间建立起了系统完善的方法保障体系，达到了丹道的最高水平，为参悟老子之道架设了天梯。"他提示："《灵宝毕法》讲的是以神炼气的有为法、以气炼神的无为法，神灵相合的无不为法，'全凭心意用功夫'，最终要落实在具体的方法上，反映在实修的证验上，觉悟到深层的道理中，运用在现实的生活中。所以，参悟《灵宝毕法》，要求具有极高的思维水平和心智悟性。"

《钟吕传道集》采用问答形式，系统地论述内丹修炼的十八个专题，即论真仙、论大道、论天地、论日月、论四时、论五行、论水火、论龙虎、论丹药、论铅汞、论抽添、论河车、论还丹、论炼形、论朝元、论内观、论魔难、论证验具体细致的方法。依照这些方法依次修炼，定能达到相应的目标。所以，称为"毕法"，即系统、完整的丹道大法。全书概念清晰，层次分明，论证充分，精妙绝伦。

《钟吕传道集》明确地区分出鬼、仙与人的界限："纯阴而无阳者，鬼也；纯阳而无阴者，仙也；阴阳相杂者，人也。惟人可以为鬼，可以为仙。少年不修，恣情纵意，病死为鬼也；知之修炼，超凡入圣，脱质而为仙也。"依此而言，人介于鬼、仙之间，既可以死后为鬼，亦能修炼为仙。同时又言"仙有五等，法有三成"。所谓"五等"，是把成仙分为五等，即鬼仙、人仙、地仙、神仙、天仙。这也是后世较为主流的分法。所谓"三成"，小成、中成和大成三种阶次，每种阶次又分上中下三等。小成法只可成就人仙，安乐延年；中成法可成就地仙，长生住世；大成法可成就神仙、天仙，脱质升仙。这样对丹道层次和修仙阶次的明确划分，更加精密而系统。沈志刚总结道："《钟吕传道集》上承三清，下传千年；集古代道法之大成，尊后世道派之宗祖；内透人之神与灵，外通天之宇与宙，奠定了系统完整的丹道体系，完善了道家特有的养生体系和智慧文明，成就了人类历史上超然迥异的文化种类。"

另外，《钟吕传道集》还把修炼的障碍归结为"十魔九难"，非常有参考性与启示性。所谓"十魔"，即六贼魔、富魔、贵魔、六情魔、恩爱魔、患难魔、圣贤魔、刀兵魔、女乐魔、女色魔共十种。"十魔"显示又分三种，一是身外见在，二是梦中见在，三是内观见在。所谓"九难"，即衣食逼迫、尊长邀拦、恩爱牵缠、名利萦绊、灾祸横生、盲师约束、议论差别、志意懈怠、岁月磋跎九种。

《西山群仙会真记》由华阳真人施肩吾撰，其书凡五卷，每卷各五篇。卷一为《识道》《识法》《识人》《识时》《识物》。卷二为《养生》《养形》《养气》《养心》《养寿》。卷三为《补内》《补气》《补精》《补益》《补损》。卷四为《真水火》《真龙虎》《真丹药》《真铅汞》《真阴阳》。卷五为《炼法入道》《炼形化气》《炼气成神》《炼神合道》《炼道入圣》。此书与《钟吕传道集》内容基本相同，或者说是对其观点的补充性论述，引用了多种道经及真人语录，是具有一定理论系统的丹道著作。

钟吕金丹派崛起之后，对后代道教修持产生了巨大影响，此后道教以"内丹"名义出现的著作日渐增多，逐渐取代外丹，重新成为道教修持之主流。以南宋张紫阳为代表的南派丹法和以金代王重阳为代表的北派丹法，以及后世演化出东派、西派、中派和三丰派均奉钟吕为宗祖，蔚为大观。

太乙金华宗旨
大道在眼前，盲者总不知

沿着钟吕金丹道三本典籍逐渐通俗化的线路，《宗旨》更是较少用及铅汞、龙虎等名相之词，而融汇儒、佛，以儒、佛两家学说相辅做以说明。在历代丹经中，《宗旨》的内容是公认比较通俗易懂的，很像是听课笔记或授课讲本，许多语气又像是与众弟子面对面谈论，并非一人独坐斋中所撰。1995 年版的《太乙金华宗旨今译》作者冯广宏因而判断："在著述方面有两种可能性，一种可能则是由某个弟子做记录，后经吕洞宾审阅修改；或就这种记录加工重写。另一种可能则是吕洞宾已有底本，弟子听讲中自行记录，互相核对笔记，由一人据底本加工，整理成书。"

可以认为《宗旨》是用以阐述钟吕金丹道修炼和验证的思路和技术书，而不是一本着重论述金丹大道哲理之书，实为初学入门之蹊径。张其成认为："作为道教丹道修炼的一部奇书，《太乙金华宗旨》虽属后起，但其功理功法却有不少独创，因而流传甚广，影响甚远。其方法从上丹田守望眉心入手，所论'金华''天心''天光''回光'等词语，为历代丹道所少见，所论'回光''守中''调息'等功法简明透彻。"冯广宏认为："书中整套功夫则是功法与功理水乳相融，'用'和'体'有机结合；所表述的虽是外表浅显的功法，而仍能把深透的内核功理和盘托出，这就需要读者自己心领神会。这些地方，又增加了这书的理论高度。"

沈志刚认为："吕洞宾在完成了《灵宝毕法》的修炼，获得正果的基础上，对识神、元神、灵性有了本质的认识。他站在如此高的层次上，对灵性及其在《灵宝毕法》中的作用进行了专门的论述，形成了《太乙金华宗旨》。所以说，

《太乙金华宗旨》是《灵宝毕法》中的一部分，是关于'太乙'的那一部分。'太乙'干成了什么？简单讲，丹道中的验证都是运用'太乙''看到'的。深层说，《黄帝内经》是'看到'的结果归纳，《周易》是'看到'的结果概括，《道德经》是'看到'的结果升华。《太乙金华宗旨》是练习'看到'的方法。"

《宗旨》第二章详述元神、识神为主宰人身气化之权柄，其所讲的"元神""识神"是内丹学两个十分重要的基本概念。它不仅用来阐述内丹修炼的奥秘，而且用来描述人体生命的本质。

元神是人的"本来面目"，是人得以长生的根本原因。在父母交合受孕之时，来自宇宙的先天一炁，也称"一灵真性"（即真性、灵性、本性、天性）进入胎儿，孕含着元神和识神（在《道藏辑要》版的《宗旨》第一章开篇即曰："自然曰道，道无名相，一性而已，一元神而已"），元神出无极之真性，无识无知；识神禀太极之元炁，有识有知。元神能主身体之造化，识神能主人心之变化。人一旦呱呱降生，元神和识神就分开了。元神居于头上"天心"中，识神则居住在下面的肉心中。

元神喜静，识神喜动。识神动则情欲盛，情欲盛则耗散元精，进而耗散元神。元神被识神控制，久而久之，则识神飞扬跋扈，元神昏迷丧失。可见元神与识神是一对相互依存而又相互制约的生命要素。人平常的思考、情绪、运动，受识神控制，统归于动，动则远，远则逝，为外、为消耗。人若打坐、养气、守静，是反识神控制，统归于静，静则近，静则返，为内、为涵养。通过修行，可以实现《性命圭旨》所言："涵养本源、添油接命"，然后"安神祖窍、翕聚先天"，最后"蛰藏气穴、众妙归根"。

因此，人的精神世界分三个层次：识神、元神、灵性，三者的结构关系是识神包着元神，元神包着灵性。目前，人们对识神有所认识，但不透彻，至于元神和灵性，不知其然，更不知所以然。通过修炼识神，达到激发和调控元神和灵性、全面揭示精神世界的奥秘、认识生命的过程和本质、开拓人类超凡的认知能力和思维能力的目的，极大地拓展了人们对客观世界的认识深度和范围，也提高了人类智能的层次和程度。这些在西方属于超心理学范畴，已得到普遍认可，将其视为现代科学的一个领域。

但是，目前中医式微的状况，行业人士对此完全不加以反省，一味地认为是政策、利益集团的操控，以及所谓药材的转基因化与非生态种植所造成的。而从业主体源于易道与丹道的医道文化的根本丧失，直接无视元神和灵性的存在或丢弃了对元神和灵性的养护，才是中医式微最大且最直接的原因，这恰恰是医学祖经《黄帝内经》或伊尹、歧伯等历代祖师最为倡导的，没有了这个灵魂，中医与西医就只有皮毛不同，殊无二致。

《黄帝内经》第一篇叫《上古天真论》，"天真"者，即先天真一之气也，提出上古真人高寿到与天地齐同的原因就是："提挈天地，把握阴阳，呼吸精气，独立守神，肌肉若一。"到了第二篇干脆就叫《四季调神大论》，指出"圣人春夏养阳，秋冬养阴，以从其根，故与万物浮沉于生长之门"。其第三篇《生气通天论》更给出了不得病的方法："故圣人抟精神，服天气，而通神明。"此三篇是整部《黄帝内经》的总纲。呜呼哀哉！皮之不存毛将焉附？

丹家通过回光，守中调息，心息相依，最后心息皆忘，唯神独觉。这个神在《宗旨》中就指"真性元神"，在丹道称作"主人公"，在《宗旨》称为"主人翁"。丹道坚持主张性命双修，宋元以来的丹经中，性命实际上是元神与元气的代称。王重阳《授丹阳二十四诀》："性者是元神，命者是元气。"元明以来的内丹家还取理学之说，谓性即是理。《玄宗真指万法同归》："性在天地间谓理。"佛家说的自性略等于道家的元神，倡导的是明心见性，修炼性功。

我等若能有所修持，迫使识神退位、元神呈现，便是找到了真正的"自我"，即真我。所以，丹道即内丹学又是一套开发自我、认识自我的过程，这个过程隐含着人生的价值与意义。

何谓太乙？何谓金华？

先天一气自虚无中来

如何理解书名中"太乙"和"金华"两个概念？这是打开本书宝库的第一扇门。《宗旨》的全名为《吕祖先天虚无太乙金华宗旨》，其中"吕祖"表明作者，"宗旨"表明主要目的和意图，而从"先天虚无"到"太乙"再到"金华"这样一个次第，所以《宗旨》在《道藏续编》版的第一章言："吾辈功法，惟当以太一为本，金华为末，则本末相资，长生不死矣。"如此一目了然表达了"先天虚无"即"太乙"、"太乙"即"金华"的一体同时，又指明了这还是一个从虚到实的炼化过程。"女人是妻子，妻子是母亲"，在主体上没有任何不同，但在应用上却有所不同，因为当女人结婚了就叫妻子，当妻子生育了就叫母亲。

"炁一元论"即天地万物既是一气所生，而又天地万物无非是气，是中国古代哲学的最高范畴，也是中国古代科学的最高范畴，已经渗透成为中国人的思维方式。气即包括了哲学上的意识与物质，也包括了科学上的能量与信息。

"先天虚无"即先天一炁自虚无中来，即先天虚无真一之炁，又称"先天真一之炁"或称"太乙含真炁"，最终简化为"先天一炁"，通俗化为"先天真炁"或"先天祖炁"。这些广泛使用的丹道专有名词，其意为在宇宙生成之前的能量与信息混合体，是天地万物的本根母体。

"先天虚无"是"太乙"。在《宗旨》自序云："《易大传》曰：'神无方也，无体也。'言神无方体，则名言之，而难尽矣。往来无穷，利用出入，日用之而不知，与天地合其德，与日月合其明，与鬼神同其变化。至矣哉！盛德大业，言之不可终穷。拟议之而无可形似，灵文秘籍，俱归尘腐。予之定是宗旨，不落名言，无从拟议。其所以斡旋天地，转运阴阳者，在握其寸机而已。得其机，则妙用在我，而乾坤皆范围之而不过矣。机者何？一而已。一不可名，归之太虚，而浩浩落落，一片神行，其间变化无端，妙用不测，吾何以名之？曰：'太乙。'噫，至矣！尽矣！"

这种说法从甲骨文时代既已有之，为历代思想家所重视。在老子《道德经》中，"一"即与"道"义同。庄子《知北游》言："通天下一气耳，圣人故贵一。""人之生，气之聚也。聚则为生，散则为死。"《黄帝内经》言："人以天地之气生，四时之法成。""天地合气，命之曰人。"流传甚广的《太乙真人破迷歌》言："如何却是道？太乙含真气。"这些就直接表明了"道""一""太乙""先天一炁"皆是同义。因此，所谓"炼丹"就是关于"先天一炁"的相关炼养，紫阳真人张伯端在《悟真篇》言："太乙在炉宜慎守，三田聚宝应三台。"

南宗祖师张伯端在《赠白龙洞刘道人歌》中说："君不

见，《破迷歌》里说，太乙含真法最良。"紫阳真人认为，世上多诈伪之人，自称有道之士。还有些繁杂方法，离道甚远。"太乙含真炁"的方法，才是最好的修炼方法。他在《悟真篇》的中说通过修炼，"始得玄珠有象，太乙归真，都来片饷工夫，永保无穷逸乐"。即修炼太乙真炁，结成金丹，可保无疆之寿。

《宗旨》言："往古来今，只此一道，名之为金华。"在此，道就是金华。又言："金华即光也。光是何色？取象于金华，亦秘一光字，在内是先天太乙之真气。"道是太乙，也是金华，也是光，也是先天一炁。按照吕洞宾的观点，所谓修道，就是炼养"先天太乙之真气"，所谓炼丹，实为练气也。所以早期的修道之士都被称为练气士，当今道长们在收徒的正式拜师帖上也大都被称为"大炼师"。清代重要丹经《唱道真言》言："丹者，一气之所结也。"而且"往古来今，只此一道"。其他皆被视为旁门。出佛皈道的丹道宗师柳华阳《金仙证论》曰："夫仙道者，原乎先天之神炁。神乃元神，炁即元炁。何以谓之先天？当虚极恍惚之时，是也。既知恍惚，是谁恍惚？此即先天之神也。恍惚之时，不觉忽然真机自动，阳物勃然而举，此即先天之炁也。若此时即能下手修炼，何患不仙也？"再回头看一下本书全名之《吕祖先天虚无太乙金华宗旨》，从"先天虚无"到"太乙"再到"金华"，其核心都表达同一个"大道"意思，只是在同一方向上的不同侧重点的不同表达而已，如此继续下来，就叫"金丹"了。

金华者，先天太乙之真气也；金丹也，亦即大道也。金华，先天太乙之真气和金丹，都称为"道"，却为什么会有这些不同的名称呢？这是由于炼养的层次不同，故有不同的名称。在修炼的初成阶段，修炼者可以看到光或发觉周身金光闪闪，好像全身被金光罩着一样。这个光，在人体内则是先天太乙之真气，体内真气越足，看到的光就越强。这个光，也叫金华。在书中又称性光，即元神之光。所以书中大量出现的"光"字，在不同的上下文中表达是有所不同的，非熟读或非实证，并非马上就能理解与区分。余在注译时，有时直译为"这个光"。

《宗旨》言："名之为金华，道之因也，就其初功言之也。名之为金丹，道之果也，就其成功言之也。"道之初功，名之为金华。道之成功，则名之为金丹。也就是说，"金华"仅仅是修炼的初级阶段，随着修炼的加深与层次的提高，先天太乙真气逐渐凝聚而为金丹，这才算基本成功。

需要提醒的是，金华，本是外丹术语。东汉魏伯阳所著《周易参同契》为现存最早的系统阐述炼丹原理和方法的著作，被后世称为"万古丹经王"。书中认为，实际上，炼外丹，核心就是炼"金之华"而结丹。

说什么先天虚无、先天一炁、先天真一之炁、太乙真炁

一言以蔽之：道气

在作《宗旨》注译时，余一直想将这些令现代人蒙圈的概念统一称为"道气"，一方面"大道至简"；另一方面，简单化也是整个时代的某种显著特征。当然，也必须要有学术上的支撑方可，略述如下：

天师张道陵在东汉末年创建道教"正一盟威道"（时称"五斗米道"）时，教众所持经书为《老子想尔注》。这是张道陵所著的老子《道德经》的注释本，是一部哲学兼丹经的经典著作，为天师家学。注曰："道气在间，清微不见，含血之类，莫不钦仰。"又曰："道气常上下，经营天地内外，所以不见，清微故也。"张道陵祖师较早地使用了"道气"以表达相关概念。高道葛洪在《抱朴子·内篇》中言："夫人在炁中，炁在人中，自天地至于万物，无不须炁以生者也。"高道陶弘景是南朝齐、梁时道教学者、炼丹家、医药学家，是道学集大成者，他在其著作《真诰》中言："道者混然，是生元炁，元炁成然后有太极，太极则天地之父母，道之奥也。"这两位虽未直接提到"道气"这个概念，但毫无疑问地认为"道"与"气"，"人"与"气"是一体而不可分离。待其后，唐代高道成玄英对老庄之学颇有研究，著述有《老子道德经注》和《南华真经疏》，其言："专精道，致

得柔和之理，故如婴儿之无欲。"

　　真正将"道气"一词进行深入研究并推广的是唐末五代时的高道杜光庭。杜光庭注重对道教教义、斋醮科仪、修道方术等多方面的研究和整理，对后世道教影响很大。他认为，道气是宇宙的根本，能生化万物。其言："道者，虚无之气，混沌之宗，乾坤之祖，能有能无，包罗天地。"他直接使用"道气"："天地之所长育，造化之所生成，非道气物莫能生。"再次阐明"道"与"气"的关系："道，通也，通以一气生化万物，以生物故，故谓万物之母。"

　　中国道教史上现存的最早的一部女仙传记《墉城集仙录》即是杜光庭所撰，在描述东王公时，言："在昔道炁凝寂，湛体无为，将欲启迪玄功，化生万物，先以东华至真之气，化而生木公焉，木公生于碧海之上，苍灵之墟，以主阳和之气，理于东方，亦号曰王公焉。"至明清时期，《性命圭旨》在修炼丹道者中极为盛行，尽性命之法要，括三教之精华，为总结性书籍。书中曰："道也者，果何谓也？一言以定之，曰炁也。原夫一炁蟠集，溟溟滓滓，窅窅莫测，氤氲活动，含灵至妙，是为太乙。"

　　综上略述，"道气"一词足以全盘承担先天虚无、先天一炁、先天真一之炁、太乙真炁，甚至太乙所具有的内涵。而在当今世俗生活中，"道气"也具有两个基本词义：其一，僧道修行的功夫；其二，超凡脱俗的气质。所以注译中若使用"道气"，带有一种效验的指向，也会有助于普通大众对丹道修炼的理解。但在最后定稿时，为了尽量保持原著的使用习惯和不同侧重，还是放弃了使用"道气"，在译文中仍套用类似的原文，为配合上下文留有余地。但若在日常沟通或课程中，我等可大胆使用"道气"。

人类命运共同体

从此东方与西方，不会再各自一方

《宗旨》在 20 世纪 20 年代译成德文，便轰动整个欧洲，多次再版。后又翻译成英文、法文、意大利文等，畅销到全世界。日本人又将其从德文译成日文，在日本也极为畅销。最初的翻译者是理查德·威廉（Richard Wilhelm），中文名为卫礼贤，是一名在青岛传教的基督教传教士；而注释者是大名鼎鼎的荣格，是世界著名心理学家和最具影响力的思想家之一，也是西方心理学鼻祖。这本书德文版名为《金花的秘密》。

荣格说，他注释《宗旨》(《金花的秘密》) 的目的，就是想在东方与西方之间架起内心理解之桥。使东西方平等相待，研究共同的课题。这个课题就是："解决人类的苦恼，实现人类的美好希望。"荣格认为中国古老的内丹学和西方现代分析心理学、身心医学是相通的，而且"看到了一个接近东方智慧的崭新的意想不到的途径"。

《宗旨》也确实为荣格的学术发展带去了关键因素。他说："我只能强调这样的事实，即《金花的秘密》首次为我指明了正确的方向。"为荣格带来关键启示的是"元神"与"识神"的概念。他将"元神"看成"潜在于集体无意识领域深处的本来自我"，将"识神"看成"自我意识的活动"。若依此解释，"元神"类似于"无意识"，"识神"类似于"意识"。元神是先天遗传的，是一种无思维但高能量的精神；识神是后天具有的，是一种认识事物的能力。按荣格"无意识决定意识"的观点，"元神"应当决定、控制"识神"。显然这些已是今天西方心理学的基本概念与逻辑。荣格对人类思想最伟大的贡献之"个人无意识"与"集体无意识"的灵感毫无疑问是来源于对"元神真性"的深刻理解。这个"无意识"是人的心灵拥有一个超越所有文化和意识的共同基底，正是人类命运共同体的源头。正是荣格对"无意识"的发现与洞察，并将总结了个体无意识的绝大部分由"情结"所组成，而集体无意识主要由"原型"所组成的理论，使他超越了弗洛伊德独创的潜意识概念。在弗氏那里潜意识发生作用的更常见的形式是扭曲的、矫情的、变态的，这一点上潜意识获得了"识神"地位，更像是"欲神"（这个概念在中国丹经中也出现过），完全符合了基督教义中人人都有

"原罪"的理论。

荣格的发现比弗氏的发现让人类活得更有希望，但与丹道的发现相比，未免失于粗陋。而且丹道认为，人出生后，"识神"反而控制了"元神"，原本没有意识但能主宰生命的"元神"逐渐被"识神"侵扰，"识神"占领了心脏，成为人的主宰，因此人难以长生。

但是，荣格对《宗旨》的推崇是五体投地的，他认为："这是卫礼贤给我们带来的福音。"荣格评价说："它不是诉诸头脑，而是诉诸心灵。""它能够在简单的语言中表达深刻的东西，它揭示出某种伟大真理的单纯性，揭示出具有深刻意义的真相。它给我们带来金花的幽雅香味，它轻缓地渗透在欧洲的土壤，种植出柔嫩的新苗，给我们以新的生命知觉和生命意义，使我们远离欧洲人紧张而骄横的意识。"

他说："中国人对于生命体内部与生俱来的自我矛盾和两极性一直有着清醒的认识。对立的两方面永远是彼此平衡的——这是高等文明的象征，而片面性尽管提供了动力，它仍然是未开化的标志。如今在西方发端的反抗理智、崇尚情感或者崇尚直觉的这个反响，我认为是文明发展的一个标志，是意识对专横的理智设定的过分狭窄之界限的突破。我绝不想低估西方理智的巨大变迁，以此衡量东方的理智可以说是幼稚（我们这里谈的显然不是智力 intelligence）。如果我们能够成功地把另外那一种甚至是第三种心灵功能（psychic function）提高到与理智相平等的高度，那么西方就有希望跨越一片巨大的空白直接超过东方。而现在欧洲人却背离了自己的本性，照搬东方，甚至要全盘东化，这实在令人悲哀。"不知读者君，看到这一段话，作何感想？

《宗旨》德文第 5 版上载有歌德的诗："西方与东方，不会再天各一方"，英文修订版按语中提出"认识心灵始终是人类的最终目标"，而内丹学的研究正是指向这一目标并承担着这一历史使命的，且硕果累累。英国学者李约瑟（约瑟夫·尼达姆）博士自号十宿道人和胜冗子，因对老子的推崇给自己起了李姓。他在巨著《中国科学技术史》中专门讨论内丹学，称之为"生理炼金术"，并说："内丹成为世界早期生物化学史上的一个里程碑，是值得我们庆贺的一件事。"

饶有意味的是，卫礼贤在中国传教的 22 年期间并未为任何一位中国人洗礼（基督教的入教仪式），反而在当时一些中国知识分子极度崇尚西方文明并对中国固有文化弃置不顾时，潜心研究儒家和道家，翻译了《道德经》《论语》《列子》《庄子》《孟子》《易经》《吕氏春秋》《礼记》及《太乙金华宗旨》等大量经典，并在青岛发起建立尊孔文社。

我们重温一下荣格在一次演讲中推介《宗旨》的话："如果我们希望体验到东方智慧的活力，那就需要我们有一种正确的多方位的生活方式。"

元宇宙，逍遥游的世界

愚人以天地文理圣，我以时物文理哲

　　翻开古典文学四大名著之一《西游记》的每一章，映入我们眼帘的便是那些奇奇怪怪的内丹学术语，但是，由于这些东西对于一般人来讲太过玄奥了，读者或是不知所云，或者以为作者故弄玄虚，所以干脆跳过，至今多数人只能记住一些有趣、神奇的故事情节罢了。其实只看了热闹，丢掉了珍宝。

　　道教学者盛克琦在其编校的《〈西游记〉探幽》前言中说：“《西游记》堪称众多丹经道书中的一部奇书，一改以往丹经著述的形式，在保留运用隐喻的著述特点的同时，将丹道修炼理法和秘密口诀，以神话故事的方式隐藏字里行间，被明清以来之丹家所赞叹。复有题名李卓吾先生的《批评〈西游记〉》、汪象旭（儋漪子）《西游证道书》、陈士斌（悟一子）《西游真诠》、刘一明（悟元子）《西游原旨》、张书绅《新说〈西游记〉》、张含章《通易西游正旨》、含晶子《〈西游记〉评注》等评点注释版本的流传。《西游记》是现代读者非常熟悉的古典小说，列‘四大古典名著’之一，此云《西游记》是丹道经典，藏有修炼秘诀岂不令读者诧异？”

　　《西游记》是以《参同契》《悟真篇》和《性命圭旨》等丹道经典理论为依据，借助神话故事，用寓言形式，隐喻金丹大道。明写西天取经，跋山涉水，降妖除怪，暗写丹道修炼，和合三家，得道成真。正是《西游记》这类丹书在明清的大量传播，使丹道几乎成为公共知识。这样一部奇书本是写给成年人看的修道书，如今却沦为一部闲书和小朋友专享的漫画书。

《西游记》所述的丹道暂且放在一旁，有兴趣的读者可自行找来重温，同时与《宗旨》对比参看，必有重新发现，更能深刻理解。好消息是，《西游记》所表达的精神内核与神奇想象已完全被划时代的"元宇宙"继承。

"元宇宙"（Metaverse）是利用科技手段进行链接与创造的，与现实世界映射或交互的虚拟世界，是具备新型社会体系的数字生活空间。它涉及非常多的所谓高科技，包括人工智能、数字孪生、区块链、云计算、拓展现实、机器人、脑机接口、5G等，"元宇宙"的生态版图中有底层技术支撑、前端设备平台和场景内容入口。"元宇宙"将掀起第四次产业跃迁和知识革命。中国社会科学院数量经济与技术经济研究所信息化与网络经济研究室副主任、中国社会科学院信息化研究中心秘书长左鹏飞认为，"元宇宙"将给我们的生活和社会经济发展带来五个方面的巨变：

（1）从技术创新和协作方式上，进一步提高社会生产效率；

（2）催生出一系列新技术、新业态、新模式，促进传统产业变革；

（3）推动文创产业跨界衍生，极大地刺激信息消费；

（4）重构工作生活方式，大量工作和生活将在虚拟世界发生；

（5）推动智慧城市建设，创新社会治理模式。

"元宇宙"有望成为新一代互联网，而"元宇宙"的普及将推动实体经济与数字经济加速深度融合，各类技术价值也将在赋能实体产业中逐步显现，它将带来新商业模式，重构分配模式，再造组织形态，重塑产业关系，推动人类走向数字文明新纪元！

我们不会迎来这个新纪元，而会被这个新纪元覆盖和浸泡，就像20年前的互联网，10年前的移动互联网一样汹涌而来。在"元宇宙"时代，通过所谓不同的高科技技术支撑，以实现眼、耳、鼻、舌、身体、大脑六类需求（视觉、听觉、嗅觉、味觉、触觉、意识，即所谓六根），正如《宗旨》第十章中所言："使汝流转者，惟此六根。使汝成菩提者，亦惟此六根。"老子有言"反者，道之动"也。

道家的神仙思想打破了人与神严格的不可逾越的界限，使匍匐在神祇面前的人站立起来，希望通过个人坚忍不拔的追求和努力去把握人生乃至生命的自由，由凡人变为神仙。通过内丹修炼，人将变为神仙，与神祇平起平坐，成为自我的主人。

　　道家的宇宙观和哲学方法论适宜于科学技术的发展，道家思想与金丹大道的宗旨就是"元宇宙"的精神。因此过去积极地参与中国历史的发展进程，未来将积极地参与世界历史的发展进程。未来不仅是商业发展的未来，更是促进灵性修炼的未来。《黄帝阴符经》有云："愚人以天地文理圣，我以时物文理哲。"关注时代、顺应变化与不忘本心、借假修真并存。广大群众因此而关注"元宇宙"，也符合吕祖在《宗旨》中以第七章"回光活法"提示我们的"事来要应过，物来要识破"的至高道法。在"随事返照，随地回光"的同时，吕祖体贴补充道："循循然行去，不要废弃正业。"

　　一般关于经典的注释之"前言"，基本结构通常从作者、思想内容和版本三个方面进行基本介绍或讲解，本前言抛开这种基于训诂与考据的学术化结构，更在意从历史、未来、社会和思想诸方面略作表述。作者孚佑帝君吕洞宾纯阳子生平（本传与显迹）在本书附录中有较为详细的记载，不再赘述。版本的探究若读者君非专业学者，也无甚为了解之必要，亦不详陈细列。

　　另外，道门有所谓《诸真宝诰》，为道门诸天尊和历代仙真教诫告示之真言。古往今来，为道门所重，道士日常修持时，都必须持诵宝诰。此外，在道教各式斋醮科仪之中，也应诵持用以称颂神圣之功业与本行圣纪的宝诰，以表达神职人员或信徒志心皈命于神圣之用意。余将《吕祖宝诰》若干特意附录于后，提供给有心修习功法者需要时持诵，方便加持。

在《西游记》第九十九回，唐僧师徒到达了西天，书中有诗云："丹成识得本来面，体健如如拜主人。"就是说，众人历经重重苦难已修炼到金丹已成、元神现身、即将成佛、成圣、成仙的大圆满境地。这正是《宗旨》所示可帮助读者诸君有所实现的路径，即历代仙真口口相传的金丹大道，即修仙成真之道，即"金华出世术"。

孚佑帝君吕洞宾《赠刘方处士》，这首诗是写给所有人的：

> 六国愁看沉与浮，携琴长啸出神州。
> 拟向烟霞煮白石，偶来城市见丹丘。
> 受得金华出世术，期于紫府驾云游。
> 年来摘得黄岩翠，琪树参差连地肺。
> 露飘香陇玉苗滋，月上碧峰丹鹤唳。
> 洞天消息春正深，仙路往还俗难继。
> 忽因乘兴下白云，与君邂逅于尘世。
> 尘世相逢开口希，共论太古同流志。
> 瑶琴宝瑟与君弹，琼浆玉液劝我醉。
> 醉中亦话兴亡事，云道总无珪组累。
> 浮世短景倏成空，石火电光看即逝。

韶年淑质曾非固，花面玉颜还作土。

芳樽但继晓复昏，乐事不穷今与古。

何如识个玄玄道，道在杳冥须细考。

壶中一粒化奇物，物外千年功力奥。

但能制得水中华，水火翻成金丹灶。

丹就人间不久居，自有碧霄元命诰。

玄洲旸谷悉可居，地寿天龄永相保。

鸾车鹤驾逐云飞，迢迢瑶池应易到。

耳闻争战还倾覆，眼见妍华成枯槁。

唐家旧国尽荒芜，汉室诸陵空白草。

蜉蝣世界实足悲，槿花性命莫迟迟。

珠玑溢屋非为福，罗绮满箱徒自危。

志士戒贪昔所重，达人忘欲宁自期。

刘方刘方审听我，流光迅速如飞过。

阴媱果决用心除，尸鬼因循为汝祸。

八琼秘诀君自识，莫待铅空车又破。

破车坏铅须震惊，直遇伯阳应不可。

悠悠忧家复忧国，耗尽三田元宅火。

咫尺玄关若要开，凭君自解黄金锁。

目 录

第一章　天　　心

吕祖曰：

自然曰道，道无名相，一性而已，一元神而已。

性命不可见，寄之天光[1]；

天光不可见，寄之两目。

古来仙真，口口相传，传一得一。

自太上[2]见化，东华[3]传递某，以及南北两宗[4]，全真可谓极盛。

盛者盛其徒众，衰者衰于心传。

以至今日，滥泛极矣！凌替极矣！

极则返，故蒙净明许祖[5]，垂慈普度，特立"教外别传"[6]之旨，接引上根。

闻者千劫难逢，受者一时法会。

皆当仰体许祖苦心，必于人伦日用间，立定脚跟，方可修真悟性。

我今叨为度师，先以"太乙金华宗旨"发明，然后细为开说。

太乙者，无上之谓。

丹诀甚多，总假有为而臻无为，非一超直入之旨。

所传宗旨，直提性功[7]，不落第二法门，所以为妙。

金华，即光也。

光是何色？

取象于金华，亦秘一"光"字在内，是先天太乙之真炁。

"水乡铅，只一位"者，此也。

回光之功，全用逆法，注想天心。

天心，居日月中。

《黄庭经》[8]云："寸田尺宅可治生"，

尺宅，面也。

面上寸田，非天心而何？

方寸中，具有郁罗萧台之胜，玉京丹阙之奇，乃至虚至灵之神所住。

儒曰"虚中"，释曰"灵台"，道曰"祖土"，曰"黄庭"，曰"玄关"，曰"先天窍"。

盖天心，犹如宅舍一般，光乃主人翁也。

故一回光，周身之气皆上朝。

如圣王定都立极，执玉帛者万国；

又如主人精明，奴婢自然奉命，各司其事。

诸子只去回光，便是无上妙谛。

光易动而难定，回之既久，此光凝结，即是自然法身[9]，而凝神于九霄之上矣。

《心印经》[10]所谓"默朝""飞升"者是也。

宗旨行去，别无求进之法，只在纯想于此。

《楞严经》[11]云："纯想即飞，必生天上。"

天，非苍苍之天，即生身于乾宫[12]是也。

久之，自然身外有身。

金华，即金丹。

神明变化，各师于心。

此种妙诀，虽不差毫末，然而甚活。

全要聪明，又须沉静。

非极聪明人行不得，非极沉静人守不得。

[译文]

吕祖说：

自然就是道。道没有名义，没有形象，仅仅是一个天性，仅仅是一个元神而已。天性和生命是看不见的，只有寄托于天光之中；天光也是看不见的，只有寄托于两目之中。

自古以来仙真传道，都是口口相传，传授一代，成功一代。自从太上老君点化东华帝君，一直传到我吕某，以及南北两宗的门徒，全真道教可算是极为兴盛了。

不过，说是兴盛，只是看着人数众多，其实是衰落，衰在心传断绝。直至今日，真是人数泛滥到极点，而衰败也到了极点！

物极必反，于是净明派的许祖挺身而出，大发慈悲之心，普度众生，特提出"教外别传"的原则（文字未记载的修行教义），来接纳根器不凡的人。这真是听道者千载难逢的机会，学道者一生难遇的法会！大家都要体会许祖度人的良苦用心，在日常生活和待人处世方面，必须有所立足，然后才能谈悟道修真。

我现在荣幸地担任度师，先讲解一下《太乙金华宗旨》，再逐章详细介绍。

所谓"太乙"者，就是无上的代名词、最高的法门。一般丹道炼养的法诀虽有很多种，但都要借有为的方法，以达无为的境界，所以并不是一步登天的功法。而在此所传授的"宗旨"却不同，一开头直接就提出性功，不会落入旁门左道，所以是最玄妙的功法。

所谓"金华"，也就是光。那光有什么颜色？不过取象于黄金的光华，用"金华"来形容。在"金华"这个词中间隐藏着一个"光"字，这就是先天太乙之真炁，就是崔希范著的丹经《入药镜》所说："水乡铅，只一味"（先天真炁即真精，真精即铅，又称水中金）。

回光的功夫，全用逆法，专注冥想于天心。天心，位居两目中间。《黄庭经》说："寸田尺宅可治生"，这一尺大小的宅子，指的是人的面部。这面部中，有一块一寸大小的部位，那不是指天心，又是指什么？

这一块方寸之地，居然有"森罗萧台之胜景，玉京丹阙之奇观"，它是每个人至虚至灵的最高神元神居住之处，儒家称它为"虚中"；释家称它为"灵台"；道家对它的称呼更多，如"祖土""黄庭""玄关""先天窍"等。

天心就像一家宅院，有着金光的元神是这家宅院的主人，所以只要一旦回光，则周身之气都要朝头顶汇集，就像君主圣明，定都建朝，万邦都会手持玉帛等重礼前来朝贺；又像主人很精明，奴婢自然就俯首听命，各尽其职。

各位只要实行回光功夫，就会发现其中不可思议的奇妙。不过要注意，那金光易动而难定。但长时间回光，那金光就会渐渐凝聚在一起，即形成自然法身，最终能够凝结成可以飞升于九霄之上的元神。《心印经》所讲的"默朝上帝（元神），一纪飞升"者，说的就是这种景象。

实行"宗旨"并练习下去，不必再寻求更进一步的功法，只须冥想天心、金光回转。

《楞严经》说："纯想即飞，必生天上。"这里的"天"并不是指自然界的苍天，而是隐喻可以生成法身（元神）的天心，天心即乾宫，为天，日久天长，自然就会身外有身。

金华就是金丹。

但它显现的神明变化会有所不同，这取决于修炼者各自的心性状态。这里面的妙诀虽然都讲清楚了，丝毫不差，然而功法要掌握起来，却需十分灵活。

全靠聪明，又要沉静。所以，不是最聪明的人不能实行，不是最沉静的人不能坚持。

[注释]

1 天光：乾为天，于五行属金，所成之象为光，如阳光，即太极中之阳气也，即先天之真阳，在《宗旨》即性光。《庄子·庚桑楚》："宇泰定者，发乎天光。"即内心安泰镇定的人，就会发出自然的光芒。道教《高上玉皇心印妙经》："履践天光，呼吸育清，出玄入牝，若亡若存。"即是天亮时要起来练功之意，亦是所练为后天返先天的回光之功。

2 太上：指太上老君，即老子。

3 东华：指东华帝君，即王玄甫。

4 南北两宗：指全真道的两大支派。皆尊奉钟离权、吕洞宾二仙为宗祖。在修炼方法上，南宗主张先命后性，重双修；北宗主张先性后命，重清修。南宗有五祖，分别为张伯端、石泰、薛道光、陈楠、白玉蟾。北宗有五祖七真，五祖分别为王玄甫、钟离权、吕洞宾、刘海蟾、王重阳；北七真分别为马丹阳、谭处端、刘处玄、王处一、郝大通、孙不二、丘处机。

5 许祖：名叫许逊，晋朝著名道士，道教净明派祖师，是道教四大天师之一。

6 教外别传：禅宗不施设文字，不安立言句，直传佛祖心印，称为教外别传，意思是在如来言教以外的特别传授。

7 性功：即修性之功，指修炼心神的功夫，贯穿整个修行始终的心性的参悟与修养，又称性学，也是与命功对立而称的一个名词。另有一种含义，即命功是性功的基础，"命"与"性"是不同阶段的同一产物，或者说性命是一个整体。

8《黄庭经》：道教经典，又名《老子黄庭经》，由上清宗魏华存创立门户而普传于世。

9 法身：大乘佛教的"佛身观"有三身，即化身、报身和法身。化身是在世上显现的肉身；报身是做好事得着果报、登上彼岸的佛身；法身即无漏无为、无生无灭，自性清净无瑕，是法身佛的代表。后文"身外有身"亦指法身。

10《心印经》：道教经典，即《高上玉皇心印妙经》。不著撰人。此经为四言韵文，共五十句。

11《楞严经》：佛家经典，全经名《大佛顶如来密因修证了义诸菩萨万行首楞严经》，在《法灭尽经》上说：末法时代，《楞严经》先灭，其余的经典跟着就灭了。如《楞严经》不灭，正法时代就现前。

12 乾宫：指头部，象征天，亦指天心。

附《道藏续编》版本天心章

祖师[1]曰：

天心者，三才[2]同禀之心，丹书所谓"玄窍"[3]是也，人人具有。

贤哲启之，愚迷闭之。

启则长生，闭则短折。

委之命数者，凡夫之见也。

无人不愿求生，而无不寻死。

夫岂别有肺肠哉？

六根[4]以引之，六尘[5]以扰之。

骎骎年少，转眼颓败。

至人悯之，授以至道。

诲者谆谆，听者渺渺。

其故何哉？

盖不明大道体用，而互相戕贼。

如是求生，犹南辕而北辙也。

夫岂知大道以虚无为体，以隐现为用？

故须不住于有，不住于无，而气机流通。

吾辈功法，惟当以太一为本，金华为末，则本末相资，长生不死矣。

斯道也，古来仙真，心心相印，传一得一。

自太上化现，递传东华，以及南北二宗。

道本无隐，而心传极秘。

非秘也，非心授心受，不能授受也。

口传固妙，而领会难一，况笔示乎？

是以太上大道，贵乎心传。

而授受于乌睹之中，豁然而开。

师不得期授于弟。

弟不得期受于师。

真信纯纯，一旦机合神融，洞然豁然。

或相视一笑，或涕泣承当。

入道悟道，均有同然者。

第或由悟而入者，有诸，由入而悟者，有诸。

未有不由心一、心信而入而得者。

不一则散，不信则浮。

散，则光不聚，浮，则光不凝。

不能自见其心，又何能合太上所传之心？

故儒崇内省，道崇内观。

佛氏《四十二章经》[6]亦云："置心一处，何事不办？"

盖以无上大道，只完得一心，全体焉耳！

全体惟何？虚净无杂焉耳。

宗旨妙用，亦惟在"置心一处"也。

内观，即是"置心一处"之诀，即是心传秘旨。

非徒可以心领，且可以口授。

非徒可以口授，且可以笔示。

至于功造其极，心空漏尽[7]之时，然后恍然洞彻玄妙之旨。

非笔之所得而示，亦非口之所得而传。

真虚真寂，真净真无。

一颗玄珠，心心相印，极秘也！

至得悟、得入之后，而仍极显矣！

此无他，天心洞启故耳。

今之求道者，若涉大水，其无津涯，已到彼岸，则如筏喻[8]者。

法尚应舍，若不知所从者，可不示之以筏乎？

吾今叨为度师，先当明示以筏。

然天心一窍，不在身中，不在身外。

不可摸索而开，只可默存以俟。

欲识其存，不外"色即是空，空即是色"。

丹书所谓"是那么，非那么，非那么，却那么"。

才是如如，一开永开也。

而功法在于"存诚"两字。

诸子存诚妙用，尚有诀中捷诀。

乃于万缘放下之时，惟用梵天"∴"字[9]（即伊字也）[10]。

以"∴"字中点存储眉心，以左点存左目，右点存右目。

则人两目神光，自得会眉心。

眉心即天目，乃为三光会归、出入之总户

（丹书所谓"日月合璧"之处）。

人能用三目如梵伊字然，微以意运，如磨镜。

三光立聚眉心，光耀如日现前，即以意引临心后关前（关即双关[11]也）。

此一处也，按即"玄牝之门"。

以意引之，光立随临。

而毋忘"若、如"二字玄义，天心必自洞启。

以后玄用，再为细示。

所切嘱者，终始弗为元引耳！

诸子遵循行去，别无求进之法，只在纯想于此。

《楞严经》云："纯想即飞，必生天上。"

天非苍苍之天，即生身于乾宫是也。

久之，自然得身外有身。

盖身犹国土，而一乃主君；

光即主君心意，又如君主敕旨。

故一回光，则周身之气皆上朝。

如圣主定都立极，执玉帛者万国。

又如主佐同心，臣庶自然奉命，各司其事。

诸子只去专一回光，便是无上妙谛。

回之既久，此光凝结，即成自然法身。

廓而充之，吾宗所谓"鄞鄂"[12]，西教所谓"法王城"[13]是也。

主君得辅，精气日生，而神愈旺。

一旦身心融化，岂仅天外有天，身外有身已哉？

然则金华即金丹。

神明变化，各师于心。

此中妙诀，虽不差毫末，然而甚活。

全要聪明，又须沉静，非极聪明人行不得，非极沉静人守不得。

[译文]

祖师说：

"天心"是天、地、人三才所共同具有的"心"，也就是丹经所说的"玄窍"（玄关一窍），是每个人生来都拥有的。所不同的是，高明的人能开启它，愚昧的人只能关闭它。打开天心就可以长生，关闭天心就可能短命。

那种认为生死都是命中注定、一切都交由命运安排的想法，是凡夫庸人的俗见。

虽然，没有人不想寻求长生，但实际上，人们自觉不自觉间却都在寻求死亡。这难道是人的本性使然吗？不！都是受眼、耳、鼻、舌、身、意六根引诱，都是被色、声、香、味、触、法六尘干扰所造成的。

所以，风华正茂的翩翩少年，转眼就衰老不堪，濒临死亡。有道之士怜悯众生，将大道主动传授给人们，可是传道者苦口婆心、恳切有加，听道者却茫然不知、无动于衷。

这是为什么呢？人们并不明白大道的本体和功用是合

一的，因而所作所为都在割裂，使本体与功用互相消弱、相互伤害。以此来寻求长生，真是南辕北辙，永远也达不到目的。

人们怎么知道大道是以虚无为本体，以隐显化为用？就要既不能执着于"有"，也不能执着于"无"，而应该始终保持体内的气机（经络、脏腑功能活动的动力）正常流通，没有阻滞。

我们所修炼的功法，以"太一"为本，"金华"为末。

本与末互相滋养，使大道的本体和功用合一，从而达到长生不死。这种大道功法，自古以来的仙真用心心相印的方式，一代传授一代，完全得到了证验。从太上老君开始，传到东华帝君，一直传到南北二宗。

大道本来并不隐晦，但贵在心传。这并不是故弄玄虚，而是因为这种功法如果不是用心传授则无法传授。用言语口传，固然也可以，但听道的人资质不同，领会程度难以一致，何况用文字来传授，那更容易导致效果千差万别。

所以说，太上老君所传大道，贵在心传，关键在于心领神会。通过人的眼睛可以传达无法诉说的信息，心有灵犀，就会豁然开朗。

无论是师父传道于弟子，还是弟子受教于师父，都必须等待一个恰当的时机。只要有真诚、纯净的信念，一旦时机适合，双方心神相融，就会彻底领悟。这时师徒或者相视而会心一笑，或者感动而流下眼泪。

凡是入道悟道的人，都有这种共同的经历。那些或先悟道后入道，或先入道后悟道的人都有这种情况发生，但还没有那种心意不专、信念不诚的人可以入道悟道的。心意不专，必然散乱；信念不诚，必然浮躁。

散乱，金华就不能聚合；浮动，金华就不能凝结。这样的话，连自己的心性都无法了解，又怎能领悟太上老君所传的大道心法呢？

因此，儒家崇尚内省（内求于己），道家崇尚内视（凝神自观），佛家《四十二章经》也说："置心一处，何事不办？"（把心念集中在一个地方，会有什么事办不成呢）这就是说，无上大道只不过是使"一心"和"全体"合一而已，"一心"就是"全体"，"全体"就是"一心"。

那"全体"又是什么呢？就是虚无、明净而毫无杂念的大道本体。我所传授《宗旨》的妙用，也只在于"置心一处"这四个字。

"置心一处"的秘诀就是内观，这就是我心传的要领。这一要领，不但达到心领神会，还可言语口授；不但可以言语口授，而且可以用文字来传授。

但是，到了修炼功夫登峰造极、达到心中一念不生之时，进入恍然大悟、洞察一切的玄妙境界，那就不是笔所能示、口所能传的了。那时才是真虚空、真寂静、真净明、真虚无。体内初生出一粒金丹，微小不定，唯有心心相印才能感知。只有到了得道悟道、功夫纯熟之后，一切才能稳定，并通过内视而彻底显现出来。

出现这种现象并没有其他奥秘，只是因为"天心"这个玄关一窍已经打开了。

当今悟道求道的人，好比要过一条大河，没有渡船，却要到达彼岸。那么，若把修炼大道的方法比作筏子，历尽艰险到达彼岸后，就要把那过河的筏子丢弃了。同样，得道之后，修道的方法也就应当被丢弃。然而，如果在他不知如何渡河时，难道可以不给他渡河的筏子吗？

我现在担任你们的接引师父，首先就应当把这筏子交给你们。

然而"天心"这个玄关一窍，既不在身中，又不在身外。不是通过摸索就可以找到它，将它打开的，只可回光冥想、静息凝神，默默地等它出现。

如果想知道它的存在，不外乎体会佛家《心经》上讲的"色即是空，空即是色"，也即道家丹书上讲的"是那么，非那么，非那么，却那么"。进入了这般真实不虚、常住不变的不二状态，天心就会开启。天心一旦开启，就永远开启了。

开启天心的功法诀窍，全在于"存诚"二字。

各位若能"存诚"就能知其妙用，这是修炼的诀窍。这当中还有更便捷的诀窍，那就是，在放下万念而入静之时，只用梵天"∴"（音伊）字形，把中间的一点存放在两眉中间，把左边一点存放在左目，把右边一点存放在右目，于是两目中的神光自然就会在眉心处汇聚。

眉心，就是天目，这里是日、月、星（天罡）的光汇聚与出入的门户。

人如果能像"∴"（音伊）字形那样，使用左目、右目和天目，再像磨镜片那样微微用意念来转动，那么日、月、星（天罡）的光立刻就能汇聚到眉心处，就如同太阳般出现在面前。这时要立即运用意念，引导光来到心之后、夹脊关之前，那个地方就是所谓的"玄牝之门"。

用意念引导，光就会立即降临"玄牝之门"。但千万不要忘记"若""如"这两个字，即"似有若无、似是而非"的玄妙含义，千万不可执着，这样，天心必然会自己豁然开启。

天心开启后，有很多妙用，以后详细说明。这里需要再三叮嘱的是：练功时，自始至终不要被因真气发动后体内呈现的景象所迷惑，不要被带跑了，否则会走火入魔。

各位只需照我所传授的功法修炼，除此之外，再没有比这更好的法门了。总之，全在于专注回光，纯想天心。

佛家《楞严经》也说过："纯想即飞，必生天上。"（意念专注就可以飞升，必能生身于天上）这里所说的"天"不是指自然界的苍天，而是指生成法身（元神）的头顶乾宫

（天心）。长时间修炼之后，自然会得到肉体之外的法身。

人的身体好比国土，"太乙"就是君主，而"性光"就是君主的心意，又如君主的圣旨。所以只要回光运转，那么周身的气都要向头顶朝拜。好比圣王确立国都、制定朝纲，天下万国都会手执玉帛等重礼前来朝贺；又好比君主和大臣同心协力，臣民自然遵守君主的命令，各自管好分内之事。

各位只要实行回光功夫，就会发现其中不可思议的奇妙。久而久之，那金光就会凝结起来，就会形成自然法身。法身不断加以扩大和充实，就会形成我们道家所谓的"鄞鄂"、西方佛教所谓的"法王城"。

君主得到大臣的辅佐，那么精气会一天天不断生成，元神就会越来越旺。一旦身心融合化为一体，那就不仅仅是天外有天、身外有身了。

然而还须明白的是，金华就是金丹，它显现的神明变化会有所不同，这取决于修炼者各自的心性。这里面的妙诀虽然都讲清楚了，丝毫不差，然而功法要掌握起来，却需十分灵活。

全靠聪明，又要沉静。所以，不是最聪明的人不能实行，不是最沉静的人不能坚持。

［注释］

1 祖师：指吕洞宾。龙门派系统版本称"祖师"，净明派系统版本皆称"吕祖"。

2 三才：指天、地、人。

3 玄窍：又称"玄关一窍"，即先天祖窍，为全身诸窍的关键总枢。当练功入静到很高程度时，玄窍自然出现，这时先天一气借玄窍出入。玄窍出现后，这时内丹仙术才算有所成就。

4 六根：又称"六识"，指眼、耳、鼻、舌、身、意六种功能器官。

5 六尘：又称"六贼"，指眼、耳、鼻、舌、身、意六根所分别产生的色、声、香、味、触、法六种外在的物质境相。

6《四十二章经》：中国第一部汉译佛经，东汉明帝永平十年（67年）由迦叶摩腾、竺法兰在洛阳白马寺译。

7 漏尽：佛家修炼按征得功夫层次的高低分为天眼通、天耳通、他心通、宿命通、如意通、漏尽通等六通。漏尽通为最高境界，这时真性自现，无入无出，故名漏尽。

8 筏喻；用筏渡河，渡到彼岸，筏应舍去。此句出自佛教《金刚经》："知我说法如筏喻者，法尚应舍，何况非法。"

9 "∴"字：一种秘文，也可理解为一种符号，字形如"∴"呈三点状，读音为"伊"。在梵文和道教的云篆天书中有大量类似的秘文符号。正如常见的"卍"（武则天为其定音为 wàn）。"∴"经常在道士所书的符箓上使用，代表日、月、星。清代闵一得注："即日、月、天罡，在人身，即是左目、右目与眉心。先天神人皆具三目，如斗母、雷祖是也，人知修炼，眉心即开。所开之目，名曰天目。"

10　括号中的文字为原文注释，下同。

11　双关：即夹脊关。

12　鄞鄂：始见于汉魏伯阳《周易参同契》："经营养鄞鄂，凝神以成躯。"宋紫阳真人张伯端《青华秘文》："神室者，元神所居之室，鄞鄂是也。"宋末元初俞琰注："鄞鄂即根蒂也。"清朱元育注："鄞鄂，即是元神。"李攀龙《入药镜注》以鄞鄂为鼎器，即中丹田与下丹田。

13　法王城：原指佛陀居住之处。法王，原为佛陀称号之一。

第二章　元神，识神

吕祖曰：

天地视人如蜉蝣，大道视天地亦泡影。

惟元神真性[1]，则超元会[2]而上之。

其精气则随天地而败坏矣。

然有元神在，即无极也。

生天生地，皆由此矣。

学人但能守护元神，则超生阴阳外，不在三界[3]之中。

此见性方可，所谓"本来面目"也。

凡人投胎时，元神居方寸[4]，而识神则居下心。

下面血肉心，形如大桃，有肺以覆翼之，肝佐之，大小肠承之。

假如一日不食，心上便大不自在。

以至闻惊而跳，闻怒而闷，见死亡则悲，见美色则眩。

头上天心，何尝微微些动也？

问无心不能动乎？

方寸中之真意[5]，如何能动？

到动时便不妙，然亦最妙。

凡人死时方动，此为不妙；

最妙者，光已凝结为法身，渐渐通灵欲动矣。

此千古不传之秘也。

下识心，如强藩悍将，欺天君暗弱，便遥执纪纲。

久之，太阿倒置矣。

今凝守元宫[6]，如英明之主在上。

二目回光，如左右大臣尽心辅弼；

内政既肃，自然一切奸邪，无不倒戈乞命矣。

丹道以精水、神火、意土[7]三者为无上之宝。

精水云何？乃先天真一之炁。

神火，即光也。

意土即中宫天心也。

以神火为用，意土为体，精水为基。

凡人以意生身，身不止七尺者为身也。

盖身中有魄焉。

魄附识而用，识依魄而生。

魄，阴也，识之体也。

识不断，则生生世世，魄之变形易质无已也。

惟有魂，神之所藏也。

魂，昼寓于目，夜舍于肝。

寓目而视，舍肝而梦。

梦者，神游也，九天九地[8]，刹那历遍。

觉，则冥冥焉，渊渊焉，拘于形也，即拘于魄也。

故回光即所以炼魂，即所以保神，即所以制魄，即所以断识。

古人出世法，炼尽阴滓，以返纯乾，不过消魄、全魂耳。

回光者，消阴制魄之诀也。

虽无返乾之功，止有回光之诀。

光，即乾也；回之，即返之也。

只守此法，自然精水充足，神火发生，意土凝结，而圣胎可结矣。

蜣螂转丸，而丸中生白，神注之纯功也。

粪丸中尚可生胎、离壳，而吾天心休息处，注神于此，安得不生身乎?

一灵真性，既落乾宫，便分魂魄。

魂在天心，阳也，轻清之气也。

此自太虚得来，与元始同形。

魄，阴也，沉浊之气也，附于有形之凡心。

魂好生，魄望死。

一切好色、动气皆魄之所为，即识神也。

死后享血食[9]，活则大苦，阴返阴也，物以类聚也。

学人炼尽阴魄，即为纯阳也。

[译文]

吕祖说：天地看人，好像朝生夕死的蜉蝣；而大道看天地，好像水中刹那即灭的泡影。唯有人的元神真性，能够超越时间和空间而永恒存在。人的精气（精华和能量）却随着天地而腐朽败坏，终不能持久。但有元神存在，它就是所谓的"无极"，天地都是从那里产生出来的。

因此，学道的人只要把元神守护住，就可以摆脱阴阳的制约，超越欲界、色界、无色界这三界的束缚。不过，这必须要真实见到元神真性才行，而真性就是所谓本来面目，即人的本性。

人从出生时起，那元神就隐居在头部方寸之地，即元宫里，而识神却占据在下面的心脏里。下面那颗血肉之心，形状像一个大桃子，有肺叶覆盖着它，有肝脏依附着它，有大小肠承载着它。

假如人一日不吃食物，心里就觉得非常不自在。这颗心听到惊骇的消息，就会慌乱；听到愤怒的消息，就会憋闷；见死亡的情景，就感到伤悲；而见到美色，就晕眩起来。

可是隐居在头部元宫中的元神，何尝有丝毫的牵动？

如果要问：元神难道不能动吗？回答是：方寸处的"真意"（正念），怎么会动呢？

如果它真动了，情况就不妙了，但却也是最妙。一般人死亡时元神要飞离了才动，所以说它不妙；而最妙，是指性光（金华，即元神之光）通过修炼已凝结成了法身，渐渐灵通，它就跃跃欲动（可以自由出入）。

这是千古不传之秘密啊。

人的识神就像专横跋扈的侯王和军阀，欺负上面君主孤立一人，在他们的领地和外边独断专行；久而久之，君臣的地位就会颠倒过来，发生篡权夺位的事。

如果回光，照定元宫，就像英明的君主，有商朝开国时的伊尹、周朝开国时的周公那样的贤臣辅佐；两目回光，就像左右大臣尽职尽责，就会政治清明，朝纲稳固。这时，自然就会让一切乱臣贼子投降乞命了。

丹道是把精（属水）、神（属火）、意（属土）三者当作无上之宝。精水指的是什么？就是宇宙中天地混沌未生之前的道气。神火就是性光（元神之光）。意土就是中央之宫天心。以神火为用，意土为体，精水为基。

凡人的身体是由"意土"产生的，这里所说的"身"仅是七尺血肉之躯，因为身中的魂和魄，不能算是"身"。

魄依附在意识上而产生作用；意识依赖在魄上得以生存。魄是阴性的，是意识的主体。如果意识不断绝，那么无论生死轮回多少次都不能超脱，魄都会跟着，一次次变化着形式和体质而已。

唯有魂才能隐藏神。魂在白天，就待在眼睛里；夜晚人睡眠时，就住在肝里。在眼里时，使人能看；在肝里时，使人做梦。梦就是神在到处游荡。

哪怕九天九地，刹那间也可以游遍，但醒来之后，却懵懵懂懂什么也记不得了。那是受到了形体的拘束，也就是受到了魄的拘束的缘故。

所以回光是为了炼养魂，就是为了保存神，为了制伏魄，为了断绝识。古人修道，所主张炼尽阴性的渣滓（杂质），返回纯阳的境界，其实不过是制魄养魂而已。

回光，正是消阴制魄的诀窍；虽无立即返还纯阳境界的功效，却是扎扎实实的有效功法。所谓光就是纯阳；所谓回就是返还。这一功法只要坚持，精水自然充足，神火自然发生，意土自然凝定，最后可以结成圣胎（法身）。

请看蜣螂一心不停地搓滚那团泥巴，而泥巴里居然产生一种白色的东西，这可说是全神贯注的效果。连粪团里都可以产卵、结胎、孵化、出壳，那么我们天心这块元神隐息的宝地，如果能集中真意正念，怎么能不产生出法身来呢？

人的真性，在人体乾宫落脚之后，便分出了魂和魄。魂（即元神）住在天心（即乾宫），属阳性，是一种轻清之气，来自浩瀚的太空，与"元始"（混沌未分的宇宙）属同一类型成分。而魄属阴性，是一种沉浊之气，附着在血肉之心上。魂让人求生，魄却让人寻死。一切好色、动气的坏习性，都是魄所操纵的，也就是识神在起作用。

魄在人死之后能享受牲畜类的祭祀血食，但人活着的时候它却很苦，其所以死后更乐，是因为返回到了阴界，正是物以类聚的结果。学道的人如果能炼尽这种识神当权作乱的阴魄，当然就变成元神当家做主的纯阳之体了。

[注释]

1 真性：天性、本性，元性，人本具有的不妄不变的心体，俗用指为灵魂。《庄子·马蹄》："马，蹄可以践霜雪，毛可以御风寒，龁草饮水，翘足而陆，此马之真性也。"李贽《答马历山书》："颠倒困踬之极，乃得彻见真性。"《楞严经》：“此是前尘虚妄相想，惑汝真性。”惠能《六祖坛经·般若品》：“一切般若智，皆从自性而生，不从外入，莫错用意，名为真性自用。”《景德传灯录·婆舍斯多》：“我今悟真性，无道亦无理。”

2　元会：计算天地生来的时间单位，为北宋邵雍《皇极经世书》所创，分为“元会运世”，即一元为十二会，一会为三十运，一运为十二世，一世为三十年。

3　三界：一般指天上、地上、地狱；佛教指欲界、色界、无色界。欲界诸天，人人皆有情欲；色界诸天，人人但有形色，而无情欲；无色界诸天，“色”是质碍的意思，无色就是超越了物质世界的束缚，人人得到自由。

4　方寸：又称“寸田”，也称上丹田，即天心。

5　意：指心念高度集中后的纯正状态，又称正念，与意念相对（意念为识念，即杂念之意）。《宗旨》：“一念不起，则正念乃生，此为真意。”《慧命经》：“天心名曰中黄，居于天之正中，一名天罡，一名斗杓，在天为天心，在人为真意。”又称正觉，《仙佛合宗》：“真意即虚无之正觉。”

6　元宫：又称“中宫”，即天心。

7　精水、神火、意土：《素问·宣明五气论》“脾藏意”，脾于五行属土，常称脾土；《真诠》：“夫意属脾，仙家所以谓之真土。”而土色黄，为“神火”“精水”之媒，故被尊为黄婆。《入药镜》：“托黄婆，媒姹女。”丹经称真汞为姹女，即真阴，即神火。与其对称为婴儿，丹经称之为真铅，即真阳，即精水。《西游记》第十九回：“婴儿姹女配阴阳，铅汞相投分日月。”张伯端《金丹四百字》：“恍惚之中见真铅，杳冥之内有真汞，以黄婆媒合，守在中宫。”

8 九天九地：天地各有九重，形容天和地的深广。

9 血食：用于祭祀的食品或受享祭品。

第三章　回光守中

吕祖曰：

回光之名何昉乎？

昉之自文始真人[1]也。

回光，则天地阴阳之气无不凝。

所谓"精思"者此也，"纯气"者此也，"纯想"者此也。

初行此诀，乃有中似无；

久之功成，身外有身，乃无中似有。

百日专功，光才真，方为神火。

百日后，光自然聚，一点真阳[2]，忽生黍珠。

如夫妇交合有胎，便当静以待之。

光之回，即火候也。

夫元化之中，有阳光为主宰。

有形者为日，在人为目，走漏神识，莫此甚顺也。

故金华之道，全用逆法。

回光者，非回一身之精华，直回造化之真炁；

非止一时之妄念，直空千劫之轮回。

故一息当一年，人间时刻也；

一息当百年，九途长夜也。

凡人自呱的一声之后，逐境顺生，至老未尝逆视。

阳气衰灭，便是九幽之界。

故《楞严经》云："纯想即飞，纯情即堕。"

学人想少情多，沉沦下道，惟谛观息静，便成正觉，用逆法也。

《阴符经》³云："机在目。"

《黄帝素问》⁴云："人身精华，皆上注于空窍是也。"

得此一节，长生者在兹，超升者亦在兹。

此贯彻三教工夫也。

光，不在身中，亦不在身外。

山河大地，日月照临，无非此光，故不独在身中。

聪明智慧，一切运转，亦无非此光，所以亦不在身外。

天地之光华，布满大千；

一身之光华，亦自漫天盖地。

所以一回光，天地山河一切皆回矣。

人之精华，上注于目，此人身之大关键也。

子辈思之，一日不静坐，此光流转，何所底止？

若一刻能静坐，万劫千生，从此了彻。

万法归于静，真不可思议，此妙谛也！

然工夫下手，由浅入深，由粗入细，总以不间断为妙。

工夫始终则一，但其间冷暖自知。

要归于天空海阔，万法如如，方为得手。

圣圣相传，不离反照。

孔云“知止”，释曰“观心”，老云“内观”，皆此法也。

但“反照”二字，人人能言，不能得手，未识二字之义耳。

反者，自知觉之心，反乎形神未兆之初。

则吾六尺之躯，反求个天地未生之体。

今人但一、二时中间静坐，反顾己私，便云反照，安的到头？

佛道二祖，教人看鼻尖者，非谓着念于鼻端也；

亦非谓眼观鼻端，念又注中黄[5]也。

眼之所至，念亦至焉，何能一上而一下也？又何能忽上而忽下也？

此皆误指而为月。

毕竟如何？曰："鼻端"二字最妙！

只是借鼻以为眼之准耳，初不在鼻上。

盖以大开眼，则远视，而不见鼻矣；

太闭眼，则眼合，亦不见鼻矣。

大开，失之外走，易于散乱；

太闭，失之内驰，易于昏沉。

惟垂帘得中，恰好望见鼻端，故取以为准。

只是垂帘恰好，任彼光自然透入，不劳你注射与不注射。

看鼻端，于最初入静处，举眼一视，定个准则便放下。

如泥水匠人用线一般，彼自起手一挂，便依了做上去，不只管把线看也。

止观是佛法，原不秘的。

以两眼谛观鼻端，正身安坐，系心缘中。

道言"中黄"，佛言"缘中"，一也。

不必言头中，初学但于两目中间齐平处，系念便了。

光是活泼泼的东西，系念两目中间齐平处，光自然透入，不必着意于中宫也。

此数语，已括尽要旨。

其余入静、出静前后，以《小止观书》[6]印证可也。

"缘中"二字妙极。

中，无不在，遍大千皆在里许。

聊指造化之机，缘此入门耳。

缘者，缘此为端倪，非有定著也。

此二字之意，活甚！妙甚！

"止、观"二字，原离不得，即定、慧也。

以后凡念起时，不要仍旧兀坐，当究此念在何处？从何起？从何灭？

反复推究，了不可得，即见此念起初也；

不要又讨过起处。

所谓："觅心了不可得，吾与汝安心[7]竟。"

此是正观，反此者，名为邪观。

如是不可得已，即仍旧绵绵去止，而继之以观；

观而继之以止，是定慧双修法。

此为回光。

回者，止也，光者，观也。

止而不观，名为"有回而无光"；

观而不止，名为"有光而无回"。

志之！

[译文]

吕祖说：

"回光"这个名词，始于何人？始于文始真人关尹子。

当实行回光功夫时，则天地间的阴阳之气无不凝聚。所谓"精思"，所谓"纯气"，所谓"纯想"，讲的都是这回事。

开始实行回光功法时，关键是"有中似无"；练功时间久了，达到身外有身（即法身）的地步时，那就是"无中似有"。

要专心练功一百天，才能达到出现真光（即天光、性光、元神之光）的地步，真光就是前面所说的"神火"。

在一百天之后，性光自然会凝聚；人身中的阳气生发，一点先天的真阳（也称真种子），忽然在丹田出现，产生一个黍粒大小的光珠。就像夫妇交合会怀胎一样，此时必须平静地等待。回光的程度，就是人们常说的"火候"。

在宇宙的造化中，有阳性的光作为主宰。阳性的光在天上就是太阳，在人身中就是眼睛。通过眼光走漏神识出去，是最容易和顺当的。所以金华之道，就是不让它顺当地泄漏，而采用一种回逆的方法。

要知道回光不仅是返回一身的精华，而且是返回造化中的先天真炁；不仅是制止一时的妄想，也是解脱了千劫的轮回。所以说，把一呼一吸的时间当作一年，就是延长了生命的时间；把一呼一吸的时间当作百年，就是推迟了生命轮回的路程。

人自从娘胎中呱呱落地之后，就随着环境而生活，直至老死，从来不曾回光以减少精气的损耗。阳气逐渐衰微，逐步走进那阴性的九幽之界，人就消亡了。所以《楞严经》说："纯想即飞，纯情即堕。"（纯心正念，即升天上；随欲而为，即堕魔道）

你们本来就正念少而情欲多，因而境界并不高，沉沦于人世间。只有真正实习回光，冥想入静，神形合一，才能觉悟，修成正果。所以说，这种回光的方法是唯一的选择。

《阴符经》说："机在目"（修炼的关键就在双目）。《黄帝素问》也说："人身精华，皆上注于空窍是也。"（都上升去供养五官）这些经典都在强调这个回光的道理。

你们懂得了这一章所讲的道理，长生不死就依靠它了，超脱生死也依靠它了。这是贯通了儒、释、道三教的功夫。

这个光并不在身中，但也不在身外。请看山河、日月、大地，无不凭借着这个光而运动，所以这个光不只是在身中。人的聪明才智、所作所为，也都依靠这个光而运转，所以它也并不在身外。

天地的光华，布满了大千世界；一身的光华与天地的光华相通，可以说也是铺天盖地。因此只要你一旦回光，那山河大地、一切事物的光也跟着回转。

人体内的精华向上汇聚在眼睛中，这可是修炼的一个大关键。你们想一想，假如一天不去静坐冥想，这个光就会随视觉而流失，这能有个完吗？如果能抽出一会儿的时间来静坐冥想，即使是生死离别、烦恼苦痛，在那一刻也能缓解或消失。

万法终归于静，这真是不可思议啊！这真是无比的奥妙！

然而着手练功，要循序渐进，更要体会由浅入深、由粗到细所发生的变化，最重要的一条是要不间断，就能体会到越来越妙。静坐冥想的功夫始终要求是入静的，在练功过程中，出现的各种感觉和景象却如人饮水，冷暖自知。总之，要达到海阔天空，万法"如如"不二的境界，才算是入了门道。

自古以来，圣人传习的方法从未离开"返照"这一说。孔子所说的"知止"，释迦所说的"观心"，老子所说的"内观"，都是返照的方法。但是"返照"这两个字，人人都会说，却大都不能真正入门，并得到一些实际效验，其主要原因是还不懂这二字的真正含义。

所谓"返"，就是从有知有觉的识神操控状态，返回到自己身体和精神还未分离的那种阶段，也就是在自己六尺之躯当中，返求那个天地尚未形成以前的本体状态（一灵真性，即先天虚无一气的状态）。

现在学道的人，只知道每天在有事儿没事儿时，抽出一两小时坐一坐，反思一下自己的种种行为，只是一些私事而已，便说做到了"返照"，这怎能叫彻底呢？

佛、道二教的教祖，教人静坐时观看鼻尖，这并不是让你把意念集中在鼻端那里，也不是让你把眼睛盯着鼻端那里，而意念又集中在中黄部位（中黄庭、中宫，即中丹田）。因为目光所到之处，意念也跟着到那里；意念所到之处，人的精气也跟着到了。这如果能够同时一上又一下？又怎么能够守着上面又守着下面？

这正是《楞严经》里所说的"认指为月"，就是说有人用手指去指着月亮给人看，那人没看见月亮，只看见指月人的手指。

那么究竟要怎么办才是正确的？我说，就是这"鼻端"二字最妙！这只不过是"以鼻为端"来做眼睛开闭的标准，本意却并不是在鼻子上面。

因为静坐冥想时，眼睛开得太大，就看得过远，于是看不见鼻端了；眼睛闭得过头，就等于合上了眼，于是也看不见鼻端了。太开的缺点是目光外走，容易产生散乱现象；太闭的缺点是目光内驰，容易产生昏沉现象。唯有当眼帘垂得适中，恰好能望见鼻端，作为一个参照标准，最为恰当。这只是让你眼帘垂得恰到好处，使光自然从两目中透入，而无须你再用意念引导与否了。

目光看鼻端，只是在最初入静时，看一眼鼻端，定个准则，然后你就放下，不去管它。好比泥瓦匠在砌墙前，定基准线一般。他把线挂起来后，便照着这基准线一直砌下去，并不需要一边砌着，一边老是注意去找线。

止观功法是佛家传习的，原本并不是什么秘法。这功法的内容是凝神静气，两目垂帘，观看鼻端，正身安坐，把意念放在"缘中"部位。佛家所说"缘中"就是道家所说的"中黄"，都是同一回事。

初学的人，不把意念守于头部之中，只须在两眼中间的齐平之处，守着意念就可以了。这个光是活泼的东西，在两眼中间守着意念，这个光就会自然而然地透入，并不必要将意念集中在中黄部位。

我这几句话，已经把止观功法的要领和盘托出了，其余入静和收功前后应注意的事项，可以参考隋代智𫖸大师所著的《小止观书》，以便求证。

"缘中"这二个字妙极了！"中"无所不在，是事物之所以存在的基础；整个大千世界都是"中"的表现。"缘"是顺随的意思，所有天地造化都必须顺随时机，才能发生，就像沿着一条路才能入门。所以缘是机会的开始，是萌芽，不是死守的意思。这二字的意义，真是太活了，太妙了！

"止观"这二个字，原是分不开的，那就是"定慧"的意思（所谓定，即心是不动的；所谓慧，心是通透的）。以后在静坐时，如果有杂念出现时，不要仍旧死死地坐在那里，可以找一找那个念头出现在何处？从何而起？又从何而灭？反复追究，一直到追不出结果来，那恰是念头生起之处。

但绝不要去硬找那个念头的起处，最合适的是达到所谓"觅心了不可得，吾与汝安心竟"（找不到心在哪里，我已经让你的心平静下来）这种程度，像这样才是正观，若不是这样，就叫作"邪观"。

如果寻找念头而不可得以后，还有新的念头生出来，反复无尽，那么仍然按前述方法，去止住它，止住后又去观它，接着再去止住那观的念头。这种功法，是一种定慧双修法。这就是回光之道。回就是止；光就是观。止而不观，称为有回无光；观而不止，称为有光无回。请务必记住这一点。

［注释］

1 文始真人：即关尹子，又名尹喜，是老子同时代的人，为函谷关的关令。老子西出函谷关时，请求老子著《道德经》。《关尹子》中最早提出"回光"一词。

2　真阳：所谓真，在丹道中皆指先天物质、能量或信息。后天则为凡，比如凡人从后天向先天修炼有成，即为真人。比如后天的思虑神称为识神，亦凡阴；后天的呼吸气亦称凡阳，而内在的先天的元神、元气真称为真阴真阳。因离属火，在人身为心，因此心者，火也，火中生液，名曰真水；坎属水，在人身为肾，因此肾者，水也，水中生气，名曰真火，所以真阴真阳亦称为离中真阴与坎中真阳，亦称为龙虎。所谓金丹，就是黄庭（中宫）之中真阳与真阴相互交融（坎离交媾；真水、真火相交合而为一）而臻于极为精粹的先天本元。陈泥丸云："真阴真阳是真道，只在眼前何远讨。"千峰老人云："日月转动合阴阳，脑髓总部发荣光。"《龙虎诀》："五行颠倒术，龙从火里出；五行不顺行，虎向水中生。"吕洞宾："因看崔公《入药镜》，令人心地转分明。阳龙言向离宫出，阴虎还于坎位生。二物会时为道本，五方行尽得丹名。修真道士如知此，定跨赤龙归玉清。"中医认为阴阳相互对立，又相互依存，互为因果。以人体脏器与功能来说，阴指脏器实质，阳指脏器的功能活动，二者互相依存，不可分离。肾阳又称真阳，为先天之真火，是肾生理功能的动力。真阴则与真阳相对而言，指肾的阴液（包括肾所藏的精），是真阳功能活动的物质基础。因此，在中医学中，真阳与真阴统一于肾脏之中，与丹道殊同归途。

3《阴符经》：又称《黄帝阴符经》，道家六经之首，分为"神仙抱一之道""富国安人之法""强兵战胜之术"。

4《黄帝素问》：《黄帝内经》分《灵枢》《素问》两部分，是中国最早的医学典籍，传统医学四大经典著作之一，其余三部为《难经》《伤寒杂病论》《神农本草经》。

5 中黄：东青、南红、西白、北黑、中黄这是五行方位与颜色的关系，中黄又叫黄中、黄道、黄庭、中宫、神室、黄婆舍、总持门、归根窍、凝结之所、玄牝之门、虚无之谷等。一般指中丹田，部位在"脊前心后""心肾之间"，也指下丹田，部位在"脐下双肾之间"。丹道中派的核心丹法为"中黄直透"法，代表人物为闵小艮。

6《小止观书》：又称《童蒙止观》，亦称《修习止观坐禅法要》，为隋代佛教天台宗开创者智颢著。

7 安心：神光拜见禅宗祖师达摩，请为其"安心"，达摩说："将心来，与汝安！"神光说："觅心了不可得"（找不到心了）。达摩说："吾与汝安心竟"（我已让你的心安静下来了）。

第四章　回光调息

吕祖曰：

宗旨只要纯心行去，不求验而验自至。

大约初机病痛：昏沉、散乱，二种尽之。

却此有机窍，无过寄心于息。

息者，自心也。

自心为息，心一动，而即有气，气本心之化也。

吾人念至速，霎倾一妄念，即一呼吸应之。

故内呼吸与外呼吸，如声、响之相随。

一日有几万息，即有几万妄念。

神明漏尽，如木槁灰死矣。

然则欲无念乎？不能无念也。

欲无息乎？不能无息也。

莫若即其病而为药，则"心息相依"是已。

故回光，必兼之以调息，此法全用耳光。

一是目光，一是耳光。

目光者，外日月交光也；

耳光者，内日月交精也。

然精，即光之凝定处，同出而异名也。

故聪明，总一灵光而已。

坐时，用目垂帘后，定个准则便放下。

然竟放下，又恐不能，即存心于听息。

息之出入，不可使耳闻，听惟听其无声。

一有声，便粗浮而不入细，即耐心，轻轻微微些。

愈放愈微，愈微愈静，久之，忽然微者遽断。

此则真息现前，而心体可识矣。

盖心细则息细，心一则动气也。

息细则心细，气一则动心也。

定心必先之以养气者，亦以心无处入手，故缘气为之端倪，所谓"纯气之守也"。

子辈不明"动"字，动者以线索牵动言，即"制"字之别名也。

即可以奔趋使之动，独不可以纯静使之宁乎？

此大圣人视心气之交，而善立方便，以惠后人也。

丹书云："鸡能抱卵心常听"，此要诀也。

盖鸡之所以能生卵者，以暖气也。

暖气止能温其壳，不能入其中，则以心引气入。

其听也，一心注焉。

心入则气入，得暖气而生矣。

故母鸡虽有时出外，而常作侧耳势，其神之所注，未常少间也。

神之所注，未常少间，即暖气亦昼夜无间，而神活矣。

神活者，由其心之先死也。

人能死心，元神活矣。

死心非枯槁之谓，乃专一不二之谓也。

佛云："置心一处，无事不办。"

心易走，即以气纯之；

气易粗，即以心细之。

如此，而焉有不定者乎？

大约昏沉、散乱二病，只要静功，日日无间，自有大休息处。

若不静坐时，虽有散乱，亦不自知。

既知散乱，即是却散乱之机也。

昏沉而不知，与昏沉而知，相去奚啻千里！

不知之昏沉，真昏沉也；

知之昏沉，非全昏沉也，清明在是矣。

散乱者，神驰也；

昏沉者，神未清也。

散乱易治，而昏沉难医。

譬之病焉，有痛、有痒者，药之可也。

昏沉，则麻木不仁之症也。

散者可以收之，乱者可以整之。

若昏沉，则蠢蠢焉，冥冥焉。

散乱尚有方所，至昏沉，全是魄用事也。

散乱尚有魂在，至昏沉，则纯阴为主矣。

静坐时欲睡去，便是昏沉。

却昏沉，只在调息。

息，即口鼻出入之息，虽非真息，而真息之出入，亦于此寄焉。

凡坐，需要静心纯气。

心何以静？用在息上。

息之出入，惟心自知，不可使耳闻。

不闻，则细，细则清。

闻，则气粗，粗则浊，浊则昏沉而欲睡，自然之理也。

虽然，心用在息上，又善要会用；

亦是不用之用，只要微微照听可耳。

此句有微义。

何谓照？即眼光自照。

目惟内视而不外视，不外视而惺然者，即内视也，非实有内视。

何谓听？即耳光自听。

耳惟内听而不外听，不外听而惺然者，即内听也，非实有内听。

听者，听其无声；

视者，视其无形。

目不外视，耳不外听，则闭而欲内驰。

惟内视内听，则既不外肆，又不内驰，而中不昏沉矣。

此即日月交精、交光也。

昏沉欲睡，即起散步，神清再坐。

清晨有暇，坐一柱香为妙。

过午，人事多扰，易落昏沉。

然亦不必限定一柱香。

只要诸缘放下，静坐片时，久久便有入头，不落昏睡矣。

［译文］

吕祖说：

只要专心去实行《太乙金华宗旨》所传授的功法，不求效验而效验自来。

大致来说，初学静坐冥想的人，主要有昏沉和散乱两种毛病。要消除这两种毛病的最好方法，无过于把心念用在调息上面，使心、息紧紧依靠，合为一体，即所谓"心息相依"。

"息"字，由"自""心"两字组成，所以说"自心为息"（息的本义就是自己的心）。心脏一跳动，就有了气的出入。气，本是心的功能表现。

我们心中的念头来得极快，刹那间就会产生一个念头，相应的就会有一次呼吸。念头是内呼吸，气息是外呼吸，就像有声音就有回响一样，相随相应。一天之中，人有几万次呼吸，就有几万个念头。念头消耗着人的精气神，如果念头不断产生，人的精神就会被不断耗费，最终耗尽，成为槁木死灰，就死了。

那么，人能不产生念头吗？不能，没有念头是做不到的，这好比说人不要呼吸一样，那明明也是做不到的事。

因此，最好的方法是趁着这个病，下了这个药，即将心、息紧紧依靠，合为一体，所谓"心息相依"。所以，在回光的同时，必须要调息。调息功法全要凭借耳光，即听觉。回光是用目光的回逆，而调息则用耳光的回逆。目光相当于把外面的两眼之光会合了，耳光相当于把里面的心肾之精会合了。

精就是光的凝定状态。实际上，精和光是同一种物质，只是名称不一样。聪是耳光，明是目光，但总而言之，实际上是同一种天光而已。

静坐时，先两目垂帘，看一下鼻端，定个参照，然后将万念放下。但即便这样，一时也做不到全都放下。那么，就必须专心于听呼吸。

气息的出入，不能让耳朵听到。所谓听，是听其无声。一旦听到了声，那就说明呼吸粗浮，还未达到轻细状态，这时，必须耐心，把呼吸再放轻细一些。照这样，心越放得下，呼吸就越轻细；呼吸越轻细，心就越安静。久而久之，就连那轻细的呼吸也突然断了。

这时，真息（即胎息）就在你的体内出现了，心的本来面目（即本性）就能明察到了。

因为心动轻细，呼吸也会跟着轻细，只要心念专一，就可以引动真气，产生胎息；呼吸轻细，心动也会跟着轻细，只要气息专一，就可以引动真心，心如不动。

在定心之前，先要养气，但又对心无处下手，所以要借助调息法，作为定心的开端，这就是所谓"纯气之守"。

各位还不明白"动"字的本义。动，拿绳索牵引物体来比喻，那就是"制"字的别名。物体可以用绳索拉着跑，使它动起来，难道不可以用不拉来使它安定下来吗！这是圣人观察到心和气交互且合一的关系，从而总结出来的简便的静坐冥想法，用以惠赐后人。

丹书上说："鸡能抱卵心常听"（鸡能孵蛋是因为一直用心地投入），这是一句妙诀。你看母鸡孵蛋，用的是暖气，但那暖气只能去温暖蛋壳，而不能透入蛋中；只有专心才能把暖气引导进去。

母鸡孵蛋时专心地"听"，全神贯注，心念没有离开过蛋，时刻感应着蛋，暖气自然就进入。蛋得到了暖气，于是孵出小鸡。母鸡孵蛋时期，有时也出外走走，不过它经常做侧耳以听的姿势，心念还是专注在蛋上，一直没有间断过，精神专注一直未间断，即暖气昼夜也未间断，于是蛋里的神就被激活了，便孵出了小鸡。

神活了，是由于心先死了。人如果真能先死心，元神才会活。但这里所讲的死心，不是使心枯槁而死，而是使心处于专一、不分散的状态。佛家常说："置心一处，无事不办。"（专心不分心，什么事情都能办成）

心容易走，就用调息来安定它；气容易粗，就依靠心来让它轻细起来。照这样去做，还会有心神不定的情况吗？

大体上昏沉和散乱这两种毛病，只要静坐行功，每天都不间断，自然会有非常大的改善。如果不去静坐，虽然一直都存在着散乱，但自己却不知道。现在知道有散乱这种毛病存在，那就是消除散乱的良机。昏沉而自己未能察觉，与昏沉而自己能够察觉，两种有天壤之别！不被察觉的昏沉，才是真正的昏沉；知道自己在昏沉，还不是完全的昏沉，因为还有几分清醒在里边。

散乱是心神在游动，昏沉是心神不清楚。散乱易治，昏沉难医。好比生病，有痛的、有痒的，对症下药就可以把它治好；而昏沉好比是失去痛痒的感觉，发展到麻木不仁的状态，无从下手。散的可以收拢；乱的可以整理，而昏沉则是"蠢蠢然、冥冥然"（糊里糊涂）的，真不好下手。散乱还有个下手的地方，而昏沉则全是魄在操纵。散乱时，还有魂的阳性在；而昏沉时，则完全是阴性在主导。

当静坐冥想时，想要睡觉，那就是昏沉的毛病来了。克服昏沉的办法只有调息，息就是口呼鼻吸。呼吸出入之气，虽然不是真息，但真息的出入，却寄托在这口鼻的一呼一吸之中。

静坐冥想时，先要心静气轻。心怎样静？需专心在调息上。气息的出入，只能让心感受到，而不能让耳朵听到。耳朵听不见，表明气息就轻细，气息轻细，心就清明。耳朵听得到，气息就粗浮，气息粗浮，心就浊重。心浊就会昏沉而想睡了，这是很自然的道理。

不过把心念用在调息上，还要善加运用。那是一种不用之用，不要过于着意去调息，只要返照内视，微微使用耳朵去听就行了。这里面有很微妙的东西，需要细细体会。

怎样去照？就是用目光去照。即两目只向内视而不向外视；目光不外视，心也很清醒，就是内视了。当然，并非目光真看到体内什么东西。

怎样去听？就是用耳朵去听。但两耳只向内听而不向外听，耳不外听而心依然清醒，就是内听了，并非真有内听。听是听其无声；视是视其无形。若仅仅是单纯的眼不向外视，耳不向外听，心神（即心念）反而会因闭塞而懈怠；只有做到内视、内听，心神（即心念）才既不能外走，又不能懈怠，掌握好尺度，不偏不歪，刚好守中，那就不会昏沉了。这就可以达到两眼之光交会、心肾之精交会。

实在昏沉欲睡，就不要勉强静坐，应当起来散步一下，等精神起来了再静坐。

清晨起来有空，最好能静坐冥想一柱香（即一小时）的时间。过了中午，人和事多起来，有了很大干扰，静坐冥想中就容易发生昏沉。也不必限定必须要坐一柱香的时间，只要排除杂念、万事放下，能这样真正静坐片刻，久而久之，就会有所收获，再也不会产生昏沉欲睡的现象了。

第五章　回光差谬

吕祖曰：

诸子工夫，渐渐纯熟。

然"枯木岩前错路多"，正要细细开示。

此中消息，身到方知，吾今则可以言矣。

吾宗与禅学不同，有一步一步证验。

请先言其差别处，然后再言证验。

宗旨将行之际，预作方便，勿多用心，放教活泼泼地；

令气和心适，然后入静。

静时正要得机得窍，不可坐在无事甲里。

（所谓"无记空"也）[1]。

万缘放下之中，惺惺自若也。

又不可以著意承当。

凡太认真，即易有此。

非言不宜认真，但真消息，在若存若亡之间，以有意无意得之可也。

惺惺不昧之中，放下自若也。

又不可堕于蕴界 [2]。

所谓蕴界者，乃五阴魔 [3] 用事。

如一般入定，而槁木死灰之意多，大地阳春之意少。

此则落于阴界，其气冷，其息沉，且有许多寒衰景象，久之便堕木石。

又不可随于万缘。

如一入静，而无端众绪忽至，欲却之不能，随之反觉顺适。

此名"主为奴役"，久之落于色欲界。

上者生人，下者生狸奴中，若狐仙 [4] 是也。

彼在名山中，亦自受用，风月花果，琪树瑶草。

三五百年受用去，多至数千岁，然报尽，还生诸趣 [5] 中。

此数者，皆差路也。

差路即知，然后可求验证。

[译文]

吕祖说：

各位的功夫现在已渐渐纯熟了。不过俗话说："枯木岩前错路多"（枝落叶枯的岩石前面岔路一定很多），我还要详细给大家阐述其中的关键之处。

这里面的变化情况，必须亲身实践才能知晓，但现在我还是先给大家提示一下吧。

与禅学不同，我道家功法，那是一步有一步的效果验证。

我先讲解差异之处，然后谈效果验证。

在实行"宗旨"功法的时候，预先做好准备，要身心放松，万事放下，使心回到活泼自然的状态，心平气和，然后静坐冥想。

入静了，关键在于气聚神凝，开启玄关一窍（即天心）。不可像个硬壳一样坐在那里，也不可执着于空，放下一切思虑与杂念，心神却依然在一种清醒之中；也不能过于想要进入某种状态，或得到某种结果，都会妨碍自然的生机。在有意无意之中，有一种清醒；在似守非守之间，放下一切。

但却不放任自流，以致堕入蕴界。

所谓"蕴界"是指色（形象）、受（感觉）、想（意象）、行（意志）、识（意识）五种扰乱心神的阴魔活动。

有些人在冥想入静的时候，槁木死灰的气象多，大地阳春的气象少，这就落在阴界里去了。他的气是冷的，他的息是沉的，是一种很明显的寒冷、衰败景象。照这样修炼下去，日子久了，人就像木头和石头一样，死气沉沉，毫无生机。

但也不能追随所出现的各种各样的景象，比如在冥想入静时，各种杂念、妄念不知从何起，萦绕心头，消除它们又消除不掉；听任它们来来往往，反而会觉得顺当舒适，这种情况叫作"主为奴役"（主人被奴仆使唤）。这样修炼下去，时间久了，就落入色界里面去了。

运气好的下辈子还是做人，运气不好的下辈子就做狐仙之类的动物。狐仙生活在名山大川之中，也还算是享福。那些风月花果、奇树异草，少说享用三五百年，多说可以享用几千年。但到头来，还是要进入六道的生死轮回，重回烦恼的红尘中来。

以上说的几种都是岔道与错路。知道这些之后就可以谈到效果验证了。

［注释］

1 括号内文字为原文注释，下同。

2 **蕴界**：即"五蕴界"，为佛教用语，亦称"五阴"，即色蕴、受蕴、想蕴、行蕴、识蕴。

　　3 五阴魔：即五蕴。

　　4 狐仙：狐仙（狐狸）、黄仙（黄鼠狼）、白仙（刺猬）、柳仙（蛇）、灰仙（老鼠），民间俗称"狐黄白柳灰"（或称灰黄狐白柳）为五大仙。指它们可通过修炼变化成人形而成仙。

　　5 诸趣：佛教六道轮回的别称。

第六章　回光证验

吕祖曰：

证验亦多，不可以小根、小器承当，必思度尽众生。

不可以轻心、慢心承当，必须请事斯语。

静中绵绵无间，神情悦豫，如醉如浴。

此为遍体阳和，金华乍吐也。

既而，万籁俱寂，皓月中天，觉大地俱是光明境界。

此为心体开明，金华正放也。

既而，遍体充实，不畏风霜；

人当之兴味索然者，我遇之精神更旺；

黄金起屋，白玉为台；

世间腐朽之物，我以真气呵之立生；

红血为乳，七尺肉团，无非金宝。

此则金华大凝也。

第一段，是应《观经》[1]云"日落、大水、行树法象。"

日落者，从混沌立基，无极也。

上善若水，清而无瑕，此即太极主宰，出震之帝也。

震为木，故以行树象焉。

七重行树，七窍光明也。

西北乾方，移一位为坎，日落大水，乾坎之象。

坎为子方，冬至雷在地中，隐隐隆隆，至震而阳方出地上矣，行树之象也，余可类推矣。

第二段，即肇基于此。

大地为冰，琉璃宝地，光明渐渐凝矣。

所以有蓬台，而继之有佛也。

金性即现，非佛而何？

佛者，大觉金仙[2]也。

此大段验证耳。

现在证验，可考有三：

一则坐去，神入谷中，闻人说话，如隔里许，一一明了。

而声入皆如谷中答响，未尝不闻。

我未尝一闻，此为神在谷中，随时可以自验。

一则静中，目光腾腾，满前皆白，如在云中；开眼觅身，无从觅视。

此为虚室生白 [3]，内外通明，吉祥止止也。

一则静中，肉身绌缊，如绵如玉。

坐中若留不住，而腾腾上浮，此为神归顶天。

久之，上升可以立待。

此三者，皆现在可验者也。

然亦是说不尽的，随人根器，各现殊胜。

如《止观》中所云："善根发相"是也。

此事如人饮水，冷暖自知，须自己信得过方真。

先天一炁，即在现前证验中自讨。

一炁若得，丹亦立成。

此一粒，真黍珠也。

"一粒复一粒，从微而至著。"

有时时之先天，一粒是也；

有统体之先天，一粒乃至无量是也。

一粒有一粒力量。

此要自己胆大，为第一义。

[译文]

吕祖说：

回光的效果验证多种多样，这不能"小根、小器"（心胸狭窄、目光短浅，只满足眼前成绩），而要有度尽众生的博大襟怀与宏大志愿；更不可以掉以轻心，用无所谓的态度对待，而要按照我所讲述的话去逐一实行。

在入静中，体内气血流畅，神情愉悦，身心舒适，好像处在微醉当中，刚刚出浴之后；此时全身阳气不断充盈起来，正是金华初露。

随后，又觉得一切都静悄悄的，仿佛一轮明月升到了中天，大地布满朗朗月光，成为一个光明世界。此时身心清明，无比通透，正是金华（金丹之光）绽放。

随后，又觉全身阳气非常充实饱满，根本就不畏惧任何寒冷风霜；别人感到兴味索然、毫无意义的事，我遇到了，却兴致盎然、精神抖擞。人的身体如果是一间房屋，也变得像用黄金和白玉建筑的一样，永远不会坍塌了。人的生命原来是世间会腐朽的东西，我用真气来呵护它，它立刻就能够恢复勃勃生机；红血变成了乳汁，七尺血肉之躯全由黄金构成，当有了这种景象，就实现了金华凝成（炼成金丹）。

第一段的效果验证，正如佛家《观无量寿经》说："日落、大水、行树法象。"要求观想的是"日落""大水""行树"等种种法象。日落景象,象征着混沌,即无极,也即是万物存在的基本状态。大水景象,符合《道德经》所说的"上善若水",清澈无瑕,那就是由无极演化成的太极,主宰着万物。《易经·说卦》说"帝出乎震",震在八卦中属木,所以用一排排树木作为表象,所说的"七重行树"象征的是七窍光明。

按《易经》后天八卦之理。乾在西北方向,象征太阳,顺移一位到坎的北方,坎为水,是日落大水的象征。坎在子时的方位是冬至节气,顺移一位即到震位,震为雷,雷在地下。隐蔽而未发,到时阳气出而雷声现于地上,其象就是一行行的树出现在地上,其余的取象比类,可以同样道理顺推。

第二段的效果验证,是在第一段基础上而来的。大地变成冰雪世界,化为琉璃宝地,这时光明逐渐凝聚起来;于是就出现了莲台,继之出现了坐在莲台上的佛。金身显露,那不就是佛吗?因为佛就是"大觉金仙"。这是整个功法修炼中最大的效果验证。

现在,大家最终能够验证的状态,确切说有三种:

一种是入静之后,元神进入天谷(天谷即天心、乾宫、玄关一窍),听到外边有人说话,声音像隔了一里多远似的,但说话的内容又清楚明白;那声音好像山谷中的回声,能够听得到，但却不是刻意去听见的。这种"神入谷中"的景象，金丹炼成后随时都可以体验到。

一种是在入静之中，双眼充满真气，腾腾如光，眼前一片白色，就像在青云当中。即使睁开眼去看自己的身体，也无从看见。这种现象就是庄子所说的"虚室生白"（心宁静之极后一片光明），身体内外通明，非常吉祥的景象。

一种是在入静之中，肉体内真气弥漫，软软如棉，温润如玉，好像坐不住似的，有腾腾上浮的感觉。那是因为，元神归位乾宫（天心）的景象。如此坚持修炼下去，身体的升空是可以实现的。

这三种，都是现在可验证的状态。然而，还有许多其他可验证的状态。随各人的素质不同，会产生各种不同的奇妙景象，正如《止观》书所列举的那种种"善根发"的征相。这些验证如人饮水，冷暖自知。总之一句话，必须自己信得过，努力练功加以验证，就能真切感受到创生天地的先天一炁随时可出现（即通过连通后天与先天的玄关一窍而出现）。

所谓验证就是得到了先天一炁，而先天一炁出现了，金丹就可以炼成。

这可是一粒真正的黍珠（先天一炁是金丹的种子，即真种子）。正如张伯端《金丹四百字》所说："一粒复一粒，从微而至著。"（从很细微的形态，一点点不断增大）有阶段性的先天一炁，形成了所讲的一粒真种子；也有整体性的先天一气，形成了从一粒乃至无穷多粒。不过一粒有一粒的力量。

最重要的就是修炼者自己普度众生的志愿必须宏大。

[注释]

1《观经》：即佛教《观无量寿经》，教人观想无量寿国。共有十六观。

2　大觉金仙：佛陀的另一个称谓。"佛"梵文为觉悟之意。

3　虚室生白：语见《庄子》："瞻彼阕者，虚室生白，吉祥止止。"室，比喻人的心。虚，使动用法，使空虚。白，纯白，比喻纯清明朗的境界。意思是，空静的人性能生出光明。

第七章　回光活法

吕祖曰：

回光循循然行去，不要废弃正业。

古人云："事来要应过，物来要识破。"

子以正念治事，即光不为物转，当境即回。

此时时无相之回光也。

尚可行之，而况有真正著相回光乎？

日用间，能刻刻随事返照，不着一毫人我相[1]。

便是随地回光，此第一妙用。

清晨，能遣尽诸缘，静坐一、二时最妙。

凡应事接物，只用返照法，便一刻无间断。

如此行之，三月、两月，天上诸真，必来印证矣。

[译文]

吕祖说：

回光功法，要循序渐进、持之以恒地去实习，但不要荒废了自己的正业。或者说，一边工作，一边练功。古人说："事来要应过，物来要识破"（事情来了，就要面对，负责任地去处理，然后忘掉；东西来了，就要明白，那只是一件物品，不为其所诱惑）。

你们在日常生活中用正念行事，这个光就不会追随外在事物而丧失。遇到任何事物，立即都让这个光返回到自身。这叫作随时随地无牵无挂地回光。这样尚可实行，何况有真正的著相回光呢？

日常生活中，能够时时刻刻做内视返照功夫，做到佛教所说的"无我相，无人相"，即没有一丝一毫的他执和我执，那就等于随时随地在回光，这才是"宗旨"的第一妙用啊！

清晨起来，排除各种干扰，静坐一两小时，那真是太美妙了！不过，在平常的一切待人接物当中，始终遵循着返照法，这个光没有一刻间断，按此实行两三个月后，就会感动天上仙真，来与你印证了！

[注释]

1 人我相：语见《金刚经》："若菩萨有我相、人相、众生相、寿者相，即非菩萨。"就是说，若认为有一个"我"

存在，就是我相；认为外在有他者存在，是人相；认为有众
生存在，就是众生相；认为人可以真实地生活，有真实的寿
命，就是寿者相。一切相均是假相，所以《金刚经》说：
"凡所有相，皆是虚妄。"都需要破除。

第八章　逍遥诀

吕祖曰：

玉清[1]留下逍遥诀，四字凝神入炁穴。

六月俄看白雪飞，三更又见日轮赫。

水中吹起藉巽风，天上游归食坤德。

更有一句玄中玄，无何有乡是真宅。

律诗一首，玄奥已尽。

大道之要，不外"无为而为"四字。

惟无为，故不滞方所形象；

惟无为而为，故不堕顽空死虚。

作用不外一中，而枢机全在二目。

二目者，斗柄也。

斡旋造化，转运阴阳。

其大药，则始终一"水中金"[2]（即水乡铅）而已。

前言回光，乃指点初机。

从外以制内，即辅以得主。

此为中、下之士，修下二关[3]，以透上一关[4]者也。

今路头渐明，机括渐熟。

天不爱道，直泄无上宗旨。

诸子秘之秘之，勉之勉之！

夫回光，其总名耳。

工夫进一层，则光华盛一番，回法更妙一番。

前者由外制内，今则居中御外。

前者即辅相主，今则奉主宣猷，面目一大颠倒矣。

法子，欲入静，先调摄身心，自在安和，放下万缘，一丝不挂。

天心正位乎中，然后两目垂帘，如奉圣旨，以召大臣，孰敢不遵？

次以二目，内照坎宫，光华所到，真阳即出以应之。

离，外阳而内阴，乾体也。

一阴入内而为主，随物生心，顺出流转。

今回光内照，不随物生，阴气即住。

而光华注照，则纯阳也。

同类必亲，故坎阳上腾。

非坎阳也，仍是乾阳应乾阳耳。

二物一遇，便纽结不散，絪缊活动，倏来倏去，倏浮倏沉。

自己元宫中，恍若太虚无量，遍身轻妙欲腾，所谓"云满千山"也。

次则往来无踪，浮沉无辨，脉住气停，此则真交媾矣，所谓"月涵万水"也。

俟其冥冥中，忽然天心一动，此则一阳来复，活子时 [5] 也。

然而此中消息要细说。

凡人一视一听，耳目逐物而动，物去则已。

此之动静，全是民庶，而天君反随之役，是尝与鬼居矣。

今则一动一静，皆与人俱。

人，乃真人，即身中天君也。

彼动，则与之俱动，动则天根也；

静，则与之俱静，静则月窟也；

静动无端，亦与之为静动无端；

休息上下，亦与之为休息上下；

所谓"天根月窟闲来往"也。

天心镇静，动违其时，则失之嫩；

天心已动，而后动以应之，则失之老；

天心一动，即以真意上升乾宫，而神光视顶，为导引焉，此动而应时者也。

天心既升乾顶，悠扬自得。

忽而欲寂，急以真意引入黄庭，而目光视中黄神室焉。

既而欲寂者，一念不生矣；

视内者，忽忘其视矣。

尔时身心，便当一场大放。

万缘泯迹，即我之神室炉鼎，亦不知在何处。

欲觅己身，了不可得。

此为天入地中，众妙归根之时也，即此便是"凝神入炁穴"。

夫一回光也，始而散者欲敛，六用不行，此为"涵养本源，添油接命"也。

既而敛者，自然优游，不费纤毫之力，此为"安神祖窍，翕聚先天"也。

既而影响俱灭，寂然大定，此为"蛰藏气穴，众妙归根"也。

一节中具有三节，一节中具有九节，且俟后日发挥。

今以一节中具有三节言之。

当其涵养而初静也，翕聚亦为涵养，蛰藏亦为涵养，至后，而涵养皆蛰藏矣。

中一层可类推，不易处而处分矣。

此为无形之窍，千处万处，一处也。

不易时而时分焉，此为无候之时，元会运世[6]，一刻也。

凡心非静极，则不能动，动则妄动，非本体之动也。

故曰：感于物而动，性之欲也；

若不感于物而动，即天之动也。

是知以物而动，性之欲也；

若不以物而自动，即天之动也。

不以"天之动对天之性"句，落下说个"欲"字，欲在有物也。

此为出位之思，动而有动矣。

一念不起，则正念乃生，此为真意。

寂然大定中，而天机忽动，非无意之动乎？

无为而为，即此意也。

诗首二句，全括金华作用。

次二句，是日月互体意，"六月"即离火也，"白雪飞"即离中真阴，将返乎坤也。

"三更"即坎水也，"日轮"即坎中一阳，将赫然而返乎乾也。

取坎填离，即在其中。

次二句，说斗柄作用，升降全机。

"水中"非坎乎？

目为"巽风"。

目光照入坎宫，摄召太阳之精是也。

"天上"即乾宫，"游归食坤德"，即神入气中，天入地中，养火也。

末二句，是指出诀中之诀。

诀中之诀，始终离不得，所谓"洗心涤虑为沐浴"也。

圣学以"知止"始，以"止至善"终；

始乎无极，归乎无极。

佛以"无住而生心",为一大藏教旨。

吾道以"致虚"二字,完性命全功。

总之,三教不过一句,为出死护生之神丹。

"神丹"惟何?曰"一切处无心"而已。

吾道最秘者沐浴,如此一部全功,不过"心空"二字足以了之。

今一言指破,省却数十年参访矣。

子辈不明一节中具有三节,我以佛家"空、假、中"三观为喻。

三观先"空",看一切物皆空;

次"假",虽知其空,然不毁万物,仍于空中建立一切事;

既不毁万物,而又不著万物,此为"中观"。

当其修空观时,亦知万物不可毁,而又不著,此兼三观也。

然毕竟以看得空为得力。

故修"空观",则空固空,假亦空,中亦空。

修"假观",是用上得力居多,则假固假,空亦假,中亦假。

中道时亦作空想,然不名为空,而名为中矣。

亦作"假观",然不名为假,而名为中矣;

至于中则不必言矣。

吾虽有时单言离，有时兼说坎，究竟不曾移动一句。

开口提云："枢机全在二目"。

所谓枢机者，用也。

用此斡旋造化，非言造化止此也。

六根七窍，悉是光明藏，岂取二目，而他概不问乎？

用坎阳，仍用离光照摄，即此便明。

朱子[7]尝云："瞎子不好修道，聋子不妨。"

与吾言何异？特表其主辅轻重耳。

日月原是一物，其日中之暗处，是真月之精。

月窟不在月而在日，所谓月之窟也，不然只言月足矣。

月中之白处，是真日之光，日光反在月中，所谓天之根也，不然只言天足矣。

一日一月，分开止是半个，合来方成一个全体。

如一夫一妇，独居不成室家，有夫有妇，方算得一家完全。

然而物难喻道。

夫妇分开，不失为两人；

日月分开，不成全体矣。

知此，则耳目犹是也。

吾谓瞎子已无耳，聋子已无目。

如此看来，说甚一物？说甚两目？说甚六根？

六根，一根也；

说甚七窍？七窍，一窍也。

吾言只透露其相通处，所以不见有两。

子辈专执其隔处，所以随处换却眼睛。

[译文]

吕祖说：

玉清留下逍遥诀，四字凝神入炁穴。

六月俄看白雪飞，三更又见日轮赫。

水中吹起藉巽风，天上游归食坤德。

更有一句玄中玄，无何有乡是真宅。

我的这一首律诗，已经把金丹功法的奥秘都说尽了。

大道的要领，不外乎"无为而为"四个字。唯有无为，才不拘泥于条条框框的形式，才不受束缚于外界对象；唯有无为而为，才不致堕入"顽空死虚"之中，而进入真空妙有的境界。这些不外乎都要把握住"中"的界限，因此回光的关键全在于两目。

两目就好比那北斗星的斗柄一样，具有斡旋造化、转运阴阳的作用，就是说，可以通过回光，使身体之内发生无穷的变化。而炼丹的大药，始终就是坎中真阳（即先天真精），也称作"水中金"或"水乡铅"。

前面所讲的回光功法，是用来指点初学的人。即通过垂帘内视，心息相依，从外在的有为渐渐达到内在的无为，就像大臣辅佐君王一样。这个功法，是给中等和初等的中下之士，修通下两关后，为修通上面的第三关使用的。

现在修炼的路径逐渐明晰，功法的关键也逐步掌握纯熟。虽然道法珍贵，但上天却不会吝啬，让我泄露这至高无上的秘诀。你们各位要千万珍惜，加倍努力啊！

回光，是功法的总名称。但功夫上进一层，则金丹的光华（即性光）也盛大一番，回光方式也更美妙一番。

前面功法是由外部来控制内部，现在功法则是由中央驾驭外围；比喻来说，前面功法是用大臣来辅佐君王，而现在功法则是奉君王圣旨来发号施令。这从整体形势上，完全是颠倒过来的。

此时的功法，就是在入静时，调身调心，使它自在安和，放下万缘，没有一丝一毫的牵挂。让天心正位于乾宫中央，然后两眼垂帘，就像君王颁发圣旨去召唤大臣，谁敢不来觐见？接着，就用双目回光内照坎宫，光华所到之处，坎中真阳就会出来迎接。

八卦中的离卦，外阳而内阴，由上下两个阳爻和中间一个阴爻组成。它的本体原形是由三个阳爻组成的乾卦。一个阴爻进入内部，取代了原来的阳爻，却成为主人，即识神控制着人的所作所为，使人的欲望随着外物而产生，情绪随着外界而变化，使这个光因此不断流失。

现在回光内照，不受外在事物影响，那阴气（即魄、识神）就受到了控制，不再发生作用。由于内照的光华是纯阳之气，因同类性质的东西会相互亲近，就调动了坎卦中间的阳爻向上升腾。这一阳爻原是来自乾阳，所以乾阳接应乾阳。内照的光华与坎中的真阳，这两件物体一旦相遇，就会难舍难分，氤氲活动，忽来忽往，忽浮忽沉，就会融化为一体。

这时自己的元宫，犹如无边无际的太空，全身轻妙无比，飘飘然，想要上升，这就是所谓"云满千山"的状态。接着，全身的真气来无影去无踪，也感受不出是浮是沉。忽然脉搏也停住了，呼吸也暂停了。这种正是阴阳相交，即所谓"月涵万水"的状态。

在这恍恍惚惚、杳杳冥冥之中，忽然天心一动，这就是"一阳来复"，即坎中真阳出现了，这就叫"活子时"。然而，这里面的具体变化和反应还需要细说。

常人是用眼睛去看，用耳朵去听，那眼和耳一直追随着外界事物。当外界事物看不到和听不到时，眼和耳才歇息。这种变化反应，就好比下边臣民（即识神）办事，而上面的君王（即元神）反而受他们驱使一样。这无异于不见天日，跟鬼住在了一起。

现在，我们练功的人，一动一静的变化反应，是跟人在一起。那人，就是真人，就是自己身体中的天子。

君王（元神）一动，下面的臣民（原被识神操控的神气）一齐跟着动，这种动，被称为"天根"。君王（元神）一静，下面的臣民（原被识神操控的神气）也一齐跟着静，这种静，被称为"月窟"。君王动静莫测，臣民也随着动静莫测；君王休息上下，臣民也跟着休息上下，这就是所谓"天根月窟闲来往"。

如果天心还处在镇静不动时，意念却已经动了，丹药的火候就失之太嫩；天心已经动起来，意念才在后面开始动，丹药的火候就失之太老。正确的方式，是天心刚一发动，真意同时上升至头顶乾宫，两眼的神光注视着头顶乾宫作为导引，这就是动得恰得时机。

君王已经上升到乾宫，正在悠扬自得时，忽然他似乎要停止下来，这时应该用真意伴随着他，一起进入黄庭（即中丹田），并以目光内视"心后关前"的黄庭作为导引。

接着，天心归于平静，一念不生。向内注视的真意也忽然像忘了一样，整个身心来了一场大解放，所有万感千念全都消失了；自己身体的中黄神室中用来炼丹的鼎炉（即下丹田），也不知道在什么地方了；甚至连自己的身体在什么地方，也找不到了。

如果进入这种境界，就叫作"天入地中"，那就是众妙归根的时刻。这种状态就是仙真们所谓的"凝神入炁穴。"

回光功法可按次序来印证。

在开始实行回光的时候，这个光像一盘散沙，后来逐渐有了收敛，眼、耳、鼻、舌、身、意这六种功能，好像都要停止运行了，这就是"涵养本源，添油接命"一节功法。

接着，收敛起来的光，悠游自得，毫无牵挂，恬淡虚无，这就是"安神祖窍，翕聚先天"一节功法。

接着，一切外在的影响全部消失，无声无息，进入寂然安定的状态，这就是"蛰藏气穴，众妙归根"一节功法。

这每一节功法中具有三个层次，至于每一节功法还分为九个层次，要等到以后向大家仔细讲解。

现在就一节功法中具有三个层次的情形说明一下。

第一个层次：回光功法的初步功夫是入静即"涵养"阶段，"翕聚"就是"涵养"，"蛰藏"也是"涵养"。

第三个层次：到了"蛰藏"阶段，"涵养""翕聚"也就是"蛰藏"。

中间的第二个层次可以此类推：即到了"翕聚"阶段，"涵养""蛰藏"都是"翕聚"。

不容易显露的部位（即玄关一窍）自会显露出来，因为这是"无形之窍"，哪怕部位有千处万处，本质上只是一处。不容易区分的时刻（即火候）自会区分出来，因为这是"无候之时"，哪怕时间是"元会运世"（一世，为三十年；一运为十二世；一会为三十运；一元为十二会），本质上也只是一刻而已。

人的心神不到极静状态，它就是不能动，即使动，也是一种妄动，而不是本体的动。所以说：心神因对外物有所感受而动，那是欲望所驱使（此处指识神）；而不因为对外物有所感受而动的心，那才是天地之动（此处指元神）。由此而知，因外物而动心神，是欲望驱使；若不因外物而动的心，是天地之动。

若不用天的"动"来对应天的"性"，本性就会落入欲望当中，为外物所控制。这就是《易经·艮卦·象词》所反对的"出位"之思，心离开了本来面目，一动就会引发另一动，动则不止，没有尽头。

如果能做到一丝杂念不起，正念就会产生；正念也就是"真意"。在这寂然安定之中，天机忽然发动（即天心与真意共同作用时），那不就是无意念的动吗？所谓无为才能无不为，指的正是这个意思。

我那首律诗的头两句"玉清留下逍遥诀，四字凝神入炁穴"已经概括了金华之道的作用。

下面两句"六月俄看白雪飞，三更又见日轮赫"意思是阴阳互相交合，"六月"指离卦的火，"白雪飞"是指离卦中间一爻的真阴，将返归于坤也。"三更"指坎卦的水，"日轮"

指坎卦中间一爻的真阳，光辉灿烂，将返归于乾。所谓"取坎填离"就包含在这两句诗当中。

再下面两句"水中吹起藉巽风，天上游归食坤德"说的是眼睛像北斗星的斗柄一样，能够指挥整个（人体若宇宙）气机的升降。"水中"岂不是坎中的真阳吗？"巽风"指的就是双目之光。目光内视，照入下丹田坎宫，摄召那坎中的真阳（即人体中的真精）。"天上"指的就是头顶乾宫。"游归食坤德"，指神入气中，也称天入地中，使气结丹，须要神火的温养。

最后两句"更有一句玄中玄，无何有乡是真宅"，指出最精深的秘诀，故称诀中之诀。温养圣胎终成正果，始终离不开洗心涤虑的沐浴功夫，即彻底清除心中杂念、妄念、邪念及挂念。

儒学的精髓是以从《大学》所讲的"知止"开始，到"止至善"（应该停在什么地方，方可达到最完美的境界）为目标。也就是开始于无极，又归于无极。佛学的精髓是以《金刚经》所讲的"无所住而生其心"（妄念不存，正念乃生；心有正念，即见本性），我们道学推崇老子所讲的"致虚极"（尽力使心灵到达虚空的状态）来完成性命全功。

总而言之，儒、释、道三教的修炼目的，共用一句话来概括，那是要修炼出神丹，以实现出死护生（超脱生死）。

那神丹又是什么呢？就是"一切处无心"（无论何时何地都处于无心无虑的状态）罢了，虽然我们道家功法中，最神秘的就是这个"沐浴"（长久的清净），这样整个一部功法，用"心空"两个字，就足以全部概括了。现在我一语点破，省掉你们各位再费几十年功夫去到处参访了！

各位若还不明白前面所讲的"一节中具有三个层次"的意义，现在我再以佛家的"空、假、中"三观作进一步说明。

这三观当中，首先是"空观"，就是把一切事物都看成空的；其次就是"假观"，虽然把一切事物都看成空的，但又不能把万物都毁弃，还要在这名为空的世界里去做各种各样的事情。既不能把万物毁弃，又不对万物执着，保持若即若离，这就是"中观"。

在修"空观"时，已将万物看成空的，但也知道它们不能被毁弃，也知道不应当对它们执着，其实就是兼修"假观"和"中观"，从而三观都兼备了。

不过归根到底还是要以"看得空"作为实际的效果验证。所以，在修"空观"时，空当然是空观，假也是空观，中也是空观。在修"假观"时，主要注重的是功用上的验证，假当然是假观，但空也是假观，中也是假观。在修"中观"时，也把万物想成空的，但不叫它空观，而叫它中观；也把万物看成假的，但不叫它假观，而叫它中观；至于中，就更不用说，必然叫它中观了。

我虽有时单独说离卦，有时也兼说离坎二卦，但中心意思终究没有变化过。我开始就提示过"枢机全在两眼"。所谓"枢机"，指的就是功用。用这两只眼睛来斡旋造化，但不是说造化只限于两眼。人的眼、耳、鼻、舌、身、意六根，眼、耳、口、鼻七窍，全都是光明蕴藏的地方；难道只知道取用两只眼睛，而其他就一概放弃不管了吗？

坎中真阳要被使用起来，还需用两眼神光去内视招摄才行，这个例子就是明证了。

朱子先生曾经讲过："瞎子不好修道，聋子不妨。"这与我说的意思有什么两样？我只不过特别强调一下谁主、谁辅，谁轻、谁重而已。

日和月本质上是同一种物质，日中含有真阴，即日中之暗处，实际上是月的精华，所以"月窟"并不在月上，而在日上。不然的话，直接说月就行了，何必说"月窟"呢？月中含有真阳，即月中之白处，实际上是日的光华，是日光反照在月上。不然的话，直接说天就行了，何必说"天根"。

一个日，一个月，分开了只能算是半个，合起来才是一个整体；这好比一夫一妇，两个人分开独居，就不算家庭；当有夫有妇住在一起，那才算是一个完整的家庭。但是，用人间事物来比喻大道，是不完全妥当的。因为夫妇二人分开，仍然是两个不同的完整的人；而练功中的日月（即阴和阳）两者分开了，就形不成整体了。

懂得了这个道理，就明白了眼和耳也是一个整体。所以我说，瞎子已没有耳朵，聋子已没有眼睛。这样看来，说什么一件东西？说什么两目？说什么六根？说什么七窍？从整体上来看，六根其实就是一根，七窍其实就是一窍！

我所说的这些话，讲的都是本质，点破了它们相通的地方，所以看不出有什么两样。你们各位却专门执着于那些不相通的地方，所以处处都看到不同点（看不到本质）。

[注释]

1 玉清：道教用语，指道教所尊玉清、上清、太清三位尊神，即玉清元始天尊、上清灵宝天尊、太清道德天尊。

2 "水中金"：八卦中的坎卦，为水，上下两个阴爻，中间一个阳爻。阳爻属乾为金，所以说水中金。坎在人指肾，肾藏精，称为肾之真阳。

3 下二关：指身体中部的尾闾关和腹部的夹脊关。

4 上一关：指身体头部的玉枕关。

5 活子时：与死子时相对，死子时指夜半23时至次日凌晨1时，天地一阳初生景象。活子时指在修炼中一阳随时而生之时，在男性就是阳举。受欲念激发而举，非出自然，采之则为幻丹；无念而举称活子时，即产大药，采之则成金丹。

6 元会运世：一世为三十年；一运为十二世；一会为三十运；一元为十二会。

7 朱子：朱元育，清代内丹学家，号云阳道人，著有《周易参同契阐幽》《悟真篇阐幽》。此句疑后世窜入。

第九章　百日筑基

吕祖曰：

《心印经》[1]云："回风混合，百日功灵。"

总之立基百日，方有真光。

如子辈尚是目光，非神火也，非性光也，非慧智炬烛也。

回之百日，则精气自足，真阳自生，水中自有真火。

以此持行，自然交媾，自然结胎。

吾方在不识不知之天，而婴儿自成矣。

若略作意见，便是外道。

百日立基，非百日也。

一日立基，非一日也。

一息立基，非呼吸之谓也。

息者，自心也，自心为息。

元神也，元气也，元精也，升降离合，悉从心起；

有无虚实，咸在念中。

一息一生持，何止百日？

然百日，亦一息也。

百日只在得力，昼间得力，夜中受用；

夜中得力，昼间受用。

百日立基，玉旨耳。

上真言语，无不与人身应。

真师言语，无不与学人应。

此是玄中之玄，不可解者也。

见性乃知！

所以学人，必求真师授记[2]，任性发出，一一皆验。

[译文]

吕祖说：

《心印经》说："回风混合，百日功灵。"意思是，人以双目回光返照，实行心息相依、神气相合，练功要有一百天，奠定基础，才会有真光（即元神之光、性光）出现。

所以说，各位的功夫所回的光，目前还是一种眼光，不能说是神火（与真光同义），不能说是性光，更不能说是智慧所闪现出来的光。

坚持回光一百天之后，精气自然充足起来，真阳自然就生成，真火（即真阴）就会被吸引而融入坎水（即真水、真阳）当中，照这样，不间断地实行下去，坎离（即真阳与真阴）自然会交媾，圣胎自然会成形。

一切都在不觉不知之中，那婴儿（即圣胎）却已经发育成形了。整个过程完全是自然的，但如果稍微用意念来促进的话，那就不是正道，而是外道！

百日立基，不是规定非一百天不可；同样，一日立基，也不是指一天；一息立基，也不是专指呼吸就能筑基。"息"这个字，是由"自""心"两字组成的。自心为息，即息是心的本来状态（原是先天不分的）。元神、元气、元精的升降与离合，全由心念所引发；有和无、实和虚，也全都在心念的变化之中。

所谓"一息一生持"（一生都要把持自己的正念），何止是一百天？即使是一百天，也不过是一念的贯彻而已。在筑基的一百天中，目标是"凝神入炁穴"而得力（获得助力）。白天得力，晚上受益；夜间得力，白天受益。

"百日立基"像是玉皇的旨意不可违背。天上仙真所说的话，每一句都能在人身上得到验证；世上明师所说的话，每一句都能在弟子身上得到验证。这是玄中之玄，是很不容易理解的，只有见到自己本来面目的时候，才知道所言真实不虚！

所以学道的人必须求明师传授和指点，明师会真诚直率地讲出来，一句一句都有它的效果验证。

[注释]

1《心印经》：道教经典，即《高上玉皇心印妙经》。不著撰人。此经为四言韵文，共五十句。

2 授记：佛教用语，是佛对人的预言："认定将来必得纯性。"

第十章　性光识光

吕祖曰：

回光之法，原通行、住、坐、卧，只要自得机窍。

吾前开示云：“虚室生白”。

光非白耶？

但有一说，初未见光时，此为效验；

若见为光，而有意著之，即落意识，非性光也。

子不管他有光无光，只要无念生念。

何为无念？“千休千处得”；

何为生念？“一念一生持”。

此念乃正念，与平日念不同。

今心为念，念者，现在心也。

此心即光即药。

凡人视物，任眼一照去，不及分别，此为"性光"。

如镜之无心而照也，如水之无心而鉴也。

少刻，即为"识光"，以其分别也。

镜有影，已无镜矣；

水有象，已无水矣。

光有识，尚何光哉！

子辈初则性光，转念则识。

识起，而光杳无可觅。

非无光也，光已为识矣。

黄帝曰："声动，不生声而生响。"即此义也。

《楞严推勘入门》曰："不在尘，不在识，惟还根。"

此则何意？

尘是外物，所谓器界也，与吾了不相涉。

逐之，则认物为己。

物必有还，通还户牖，明还日月。

将他为自，终非吾有。

至于"不汝还者，非汝而谁？"

明还日月，见日月之明无还也。

天有无日月之时，人无有无见日月之性。

若然，则分别日月者，还可与为吾有耶？

不知因明暗而分别者，当明暗两忘之时，分别何在？

故亦有还，此为内尘也。

惟见性无还。

"见见之时，见非是见，"则见性亦还矣。

还者，还其识念流转之见性，即阿难[1]"使汝流转，心目为咎"也。

初言"八还"[2]，上七者，皆明其一一有还，故留见性，以为阿难拄杖。

究竟见性，既带"八识"[3]，非真不还也。

最后并此亦破，则方为真见性，真不还矣。

子辈回光，正回其最初不还之光，故一毫识念用不着。

使汝流转者，惟此六根。

使汝成菩提者，亦惟此六根。

而尘与识皆不用。

非用根也，用其根中之性耳。

今不堕识回光，则用根中之元性；

落识而回光，则用根中之识性。

毫厘之辨在此也。

用心即为识光，放下乃为性光。

毫厘千里，不可不辨。

识不断，则神不生；

心不空，则丹不结。

心静则丹，心空即药。

不著一物，是名心静，不留一物，是名心空。

空见为空，空犹未空，空忘其空，斯为真空。

[译文]

吕祖说：回光功法，在行、住、坐、卧之中，都能够实行，并不拘于形式；只要自己始终不离神气相合的状态，这是回光的关键与本质。

我在前面曾经讲过"虚室生白"那句话，那光一定要分辨它是白色的吗？这句话是要提醒大家，开始练功，一直未出现过光，忽然间"虚室生白"了，那就是练功的效验。

如果出现了光，却生出意念去追随它，于是这个光就转变为后天的意识了，就不是先天的本性之光了。所以你绝不要去在意有光无光，只要觉察自己"无念生念"。

什么叫"无念"？就是佛家常说的"千休千处得"（处处心无挂碍，回到自然本性）。什么叫"生念"？就是佛家常讲的"一念一生持"（心存一念，贯彻一生），这里所生的心念，是指一种正念，与日常生活中诸多的念头不同。"念"字是由"今""心"两字组成，今心为念，念的本义就是现在的心。保持此心，这个光就是性光，也就是用来炼丹的药。

一般人看外界的事物，随便用眼光一扫，没有去识别，看见的是它们自然的状态，这时的眼光还属于"性光"。就像镜子和静水一样，映照出各种影像，本是无心无意。过了一会儿，那眼光就成为"识光"了，因为已经产生了识别之心，开始进行着各种各样的意识判断。镜子被影像遮蔽了，已经不是镜子了；静水被影像混淆了，已经不是静水了；光里面带有意识，还叫什么性光呢？

各位在开始时体验的是"性光"，转念之后，就变成了"识光"。因为意识一生起，本性之光也就无影无踪了。这并不是说没有了光，而是光已经转化成了后天的意识。黄帝说："声动，不生声而生响"（声发出来，不产生声，而产生的是响），就是这个意思。

《楞严推勘入门》说："不在尘，不在识，惟还根"（不在尘世的对象中，也不在后天的意识中，只在返还此心的根本当中）。这话是什么意思呢？"尘"指的是外物，佛家称之为"器界"，与我们的心毫不相干。心如果去追逐外物，那就是把外物当作自我了。

外物的属性，总归要返还给外物。比如说，通风是窗户的属性，通风要还给窗户；明亮是日月的属性，明亮要还给日月。硬要把外物当作自我，它终究不会被你拥有。

至于你看不到自己的本来面目，是你没有拿回自己的属性。那责任不在你这里，还能在谁那里呢？

将明亮还给日月，但你所看见过的那部分明亮却不能返还（已看到了自己的光明本性）。天空有看不见日月的时候，人却没有见不到日月的性（即人人都具有光明的本性）。

既然是这样，那些能够区别日月的属性，还需要给我来掌握吗？不知道那些，只能根据明和暗来进行区别的人，当明和暗都舍弃了的时候，那又如何进行区别呢？

若仍需要返还，那是仍存在着内心的尘埃。只有达到内心无比明亮及透彻的"见性"阶段，才停止返还。不过，在见性的阶段，"见"并不是真正的见，实际上就是还。"见性"就是处于返还的状态。这里所返还的正是曾被意识流转的"本性"。

这也是《楞严经》上释迦牟尼向弟子阿难所说的"使汝流转，心目为咎"（使你随境轮回的原因，是你的心和眼睛困扰于外物，不识本性）。他阐述"八识"（眼、耳、鼻、舌、身、意六识，加上末那识和阿赖耶识），相应的就有了"八还"。

前面七种识，在经中都一一论证它们存在与返还的道理，但到了第八识，却留下这个"见性"（见到本性，见在本来面目）一节，避而不谈，当作留给阿难自己证悟的凭借物（即柱杖）。

仔细追究一下见性这回事，既然在见性这个过程带有"八识"，那就不是真的没有不返还。如果连这个也给破掉了，"八识"俱还，那才是真正的见性，那真的就不再有返还了。

各位在回光时，要回那种最初的未返还的光（即先天之性所发），因此，一丝一毫的意念也用不着。牵引你轮回的就是那眼、耳、鼻、舌、身、意六根；但能使你成就菩提，免遭轮回的也只有这六根，其他的尘界和识界的事物都用不上。

这里，不是利用那六根本身，让感觉器官都关闭，停止一切活动，而是利用那六根的属性。

现在你如不想堕入识神去回光时，必须利用那六根的属性（即感觉器官功能）；如果落入识神去回光，那就是利用了六根的识性（即意识活动）了。差之毫厘，谬以千里，就在这个地方。

总而言之，起用意识就是识光（识神之光、意识之光），放下意识就是性光（元神之光、本性之光）；这里面有毫厘千里之差，不可不仔细分辨。

要知道，不停止意识（识神的活动），元神就不会归位；不是心中清净（万虑皆空），金丹就不会凝聚。

因此，心静就凝成了金丹，心空就生成了大药。不执着任何事物，叫作心静；不留恋任何事物，叫作心空。空，如果是能够意识到的空，那空就不能算空；直到连空都忘掉了，这才算作真空（真空妙有）。

［**注释**］

1　阿难：释迦牟尼的从兄弟，后为弟子。释迦牟尼涅槃后，阿难与众弟子撰集佛经传世。

2　八还：语出《楞严经》：明还日轮，暗还黑月，通还户牖，壅还墙宇，缘还分别，顽虚还空，郁孛还尘，清明还霁。

3　八识：语出《唯识论》：眼识、耳识、鼻识、舌识、身识、意识、末那识、阿赖耶识。

第十一章　坎离交媾

吕祖曰：

凡漏泄精神，动而交物者，皆离也。

凡收转神识，静而中涵者，皆坎也。

七窍之外走者为离，七窍之内返者为坎。

一阴主于逐色随声，一阳主于返闻收见。

坎离即阴阳，阴阳即性命，性命即身心，身心即神气。

一自敛息，精神不为境缘流转，即是真交。

而沉默趺坐时，又无论矣。

[译文]

吕祖说：

如果用卦象来解释功理，凡是漏泄精神、损耗精气，连接外物而心动的，都属于离卦；凡是收转神识、回心转意，静定而涵养内在的，都属于坎卦。七窍中外走的性质是离卦；七窍内返的性质是坎卦。

离卦中间那一阴爻，以追逐声色为本职；坎卦中间那一阳爻，以收回闻见（听觉和视觉）为本职。坎离就是阴阳；阴阳就是性命，性命就是身心，身心就是神气。

所以，学道之人，只要收敛气息，开始回光，精神就不再被外部环境及其事物牵动（不被其困扰、迷惑或影响）。这就是已经真正的坎离相交（即水火既济、神气相合）。何况安静下来打坐冥想，当然就有更好的效验了。

第十二章　周　天

吕祖曰：

周天非以气作主，以心到为妙诀。

若毕竟如何周天，是助长也。

无心而守，无意而行。

仰观乎天，三百六十五度，刻刻变迁，而斗柄终古不动。

吾心亦犹是也。

心即璇玑，气即众星。

吾身之炁，四肢百骸，原是贯通，不要十分着力。

于此锻炼识神，断除妄见，然后药生。

药非有形之物，此性光也。

而即先天之真炁。

然必于大定后方见，并无采法，言采者大谬矣。

见之既久，心地光明。

自然心空漏尽，解脱尘海。

若今日"龙虎"，明日"水火"，终成妄想。

吾昔受火龙真人[1]口诀如是，不知丹书所说，更何如也？

一日有一周天，一刻有一周天。

坎离交处，便是一周。

我之交，即天之回旋也，未能休歇。

所以有交之时，即有不交之时。

然天之回旋，未尝少息。

果能阴阳交泰，大地阳和，我之中宫正位，万物一时畅遂，即丹经"沐浴"法也。

非大周天而何？

此中火候，实实有大小不同，究竟无大小可别。

到得工夫自然，不知坎离为何物、天地为何等，孰为交？

孰为一周、两周？

何处觅大小之别耶？

总之，一身旋运难真。

不真，见得极大亦小；

真，则身一回旋，天地万物悉与之回旋。

即在方寸处，极小亦为极大。

故金丹火候，全要行归自然。

不自然，天地自还天地，万物各归万物。

若欲强之使合，终不能合。

即如天时亢旱，阴阳不和，乾坤未尝一日不周。

然终见得有多少不自然处。

我能转运阴阳，调摄自然。

一时云蒸雨降，草木酣适，山河流畅；

纵有乖戾，亦觉顿释，此即大周天也。

问活子时，其妙。

必认定正子时[2]，似著相？

不著相，不指明正子时。从何识活子时？

即识得活子时，确然又有正子时。

是一是二，非正非活，总要人看得真。

一真，则无不正，无不活矣。

见得不真，何者为活，何者为正耶？

即如活子时，是人所时时见得的。

毕竟到正子时，志气清明，活子时愈觉发现。

若未识得"活"的，且向"正"的时候验取。

则正者现前，活者无不神妙矣。

[译文]

吕祖说：

所谓周天，并不是以气为主体，而是以心念到为妙诀。如果执着于怎样使气在体内后升前降，那就是揠苗助长了，反而求之不得。无心而守，无意而行，这是周天的要领。

向上仰望，那天穹是一个周天，共为三百六十五度，日月星辰，无时无刻不在变迁位置，可是北斗星这个斗柄，却自古以来都不曾移动过。我们的心好比斗柄。心好比北斗魁四星，而气好比群星，都绕着斗柄在转。

我们身上的先天真炁，在四肢百骸当中是贯通的，不要太过于用意念引导。只要利用这血肉之躯，锻炼识神，断除了胡思乱想，炼丹的药就会产生。

那药并不是什么有形之物，而是性光；也就是先天真炁。炼丹的药必须在全然安定以后才会出现。这种药并没有所谓的采法，那些大谈什么采法的人，大错特错了！

性光不断出现，心地就会一片光明，自然会达到毫无杂念的心空状态及看透万事的境界，于是就能解除烦恼、脱离生死。

如果今天大谈"龙虎"，明天大谈"水火"，把这些概念整日挂在嘴边，一味着相而不去实践，最终只能成为妄想，我从前得到火龙真人（郑思远）的口诀，讲的就是这样。不知其他丹书上还能有什么说法？

天地运行，一天为一次周天；一刻也有一次周天，人的坎离相交，就是一次周天。自己身中的坎离相交，也相当于宇宙的周天回旋，一刻也不应该间断。

人的坎离有相交之时，也就有不交之时。但宇宙的周天回旋，却没有一刻停止过。如果天地阴阳交泰，自然大地如沐阳光；这时，我的内心诚意正念，四肢百骸十分通畅，好像万物生机盎然一样，这就是丹经中所说的"沐浴"法。那不是大周天又是什么呢？

大周天运行的火候，有武火文火的大小不同；但从本质上说来，却又没有大小之分别。等到功夫纯熟了，也不知道坎离代表何物、天地有什么差别！什么叫坎离相交？怎样运行才叫一个周天、两个周天？又从何处去找那大与小的分别呢？

总之，身中回旋运行（即取坎填离），很难修成。如果不是真正达到阴阳交泰，虽然看起来变化很大，实际上还是效验很小。如果是真正达到阴阳交泰的状态，只要身内一回旋，天地万物一齐跟着回旋。即使在天心这个方寸之内运行，虽然所见的变化很小，实际上效验却是极大。

所以，锻炼金丹的火候，全要依时而行，遵循自然的变化法则。如果不自然，天地还是那个天地，万物还是各自的万物；如果时候不到，想硬性让它们糅合在一起，却终究是徒劳无功的。

比如天气干旱，是由阴阳不合所造成的。但宇宙的乾坤运行，未尝不按照周天规律，但一年四季并不都是风调雨顺的时节。

如果我们能转运阴阳、调和自然，一时云满天空，甘霖下降，草木充分湿润，山河运行流畅（这是形容练功的作用，所达到的境界和身体的各种良好反应）。这时，即使有些不舒适的状况，很快就会消失，这就是大周天已经修通的表现。

有人问：活子时本来很妙。可是你说必须先认定什么是正子时，这是否着相了？

答复是：不着相，如果不指明正子时，又怎样来认识活子时？既然认识了活子时，那么也能正确认识了正子时。它们是一样的，又是不一样的，正和活，如果人们看不真切（真实确切、清楚明白），也都不是正，也都不是活。看得真，无处不正，无处不活。如果看得不真，能弄清楚哪个是活？哪个是正吗？

提到活子时，只要坚持练功，时时都可能出现。但在那个正子时的时间里，如果凝神静气，心地光明，活子时的现象就更加容易出现。如果没有体验过活子时，暂且可以在正子时去体验；一旦正子时出现了，就很容易体验到活子时的妙不可言了。

［注释］

1　火龙真人：道士，俗名郑思远，道教四大天师之一葛玄的弟子。传吕洞宾曾受火龙真人真传。

2　正子时：正子时指丹家人体节律已和宇宙的节律相调谐，即小周天进入大周天过程，这时所产生的一些景象，即丹经称为"六根震动"：眼震动、耳震动、鼻震动、舌震动、身震动、意震动，具体表现：丹田火炽，两肾汤煎，眼吐金光，耳后风生，脑后鹫鸣，身涌鼻搐。

第十三章　劝世歌

吕祖曰：

吾因度世丹衷热，不惜婆心并饶舌。

世尊[1]亦为大因缘，直指生死真可惜。

老君[2]也患有吾身，传示谷神[3]人不识。

吾今略说寻真路，黄中通理载大易[4]。

正位居体是玄关，子午中间堪定息。

光回祖窍[5]万神安，药产川源一气出。

透幕变化有金光，一轮红日常赫赫。

世人错认坎离精，搬运心肾成间隔。

如何人道合天心，天若符兮道自合。

放下万缘毫不起，此是先天真无极。

太虚穆穆朕兆捐，性命关头忘意识。

意识忘后见本真，水清珠现玄难测。

无始烦障一旦空，玉京降下九龙册。

步霄汉兮登天阙，掌雷霆兮驱霹雳。

凝神定息是初机，退藏密地为常寂。

吾昔度张珍奴[6]二词[7]，皆有大道。

子后午前，非时也，坎离耳。

定息者，息息归根，中黄也。

坐者，心不动也。

夹脊者，非背上轮子，乃直透玉京[8]大路也。

双关者，此处有难言意。

忘神守，而贵虚寂，与无所守，守此义也。

液于是化，血于是成，而后天于是返先天。

气于是返神，神于是还虚，虚于是合道，道于是圆志，志于是满愿。

诀不胜述，此处是也。

至如"地雷震动山头雨"者，真气生也。

"黄芽出土"者，真药生也。

而基皆筑于神守双关也。

小小二段，已尽修行大路。

明此，可不惑于人言。

昔夫子与颜子登泰山顶，望吴门白马。

颜子见为匹练，太用眼力，神光走落，故致早死。

回光，可不勉哉！

回光在纯心行去，只将真息凝照于中宫，久之自然通灵达变也。

总是心静气定为基。

心忘气凝为效。

气息心空为丹成。

心气浑一为温养。

明心见性为了道。

子辈各宜勉力行去！

错过光阴，可惜也！

一日不行，一日即鬼也；

一息行此，一息真仙也。

参赞化育，其基于此，

勉之！勉之！

[译文]

吕祖说：

吾因度世丹中热，不惜婆心并饶舌。

世尊亦为大因缘，直指生死真可惜。

老君也患有吾身，传示谷神人不识。

吾今略说寻真路，黄中通理载大易。

正位居体是玄关，子午中间堪定息。

光回祖窍万神安，药产川源一气出。

透幕变化有金光，一轮红日常赫赫。

世人错认坎离精，搬运心肾成间隔。

如何人道合天心，天若符兮道自合。

放下万缘毫不起，此是先天真无极。

太虚穆穆朕兆捐，性命关头忘意识。

意识忘后见本真，水清珠现玄难测。

无始烦障一旦空，玉京降下九龙册。

步霄汉兮登天阙，掌雷霆兮驱霹雳。

凝神定息是初机，退藏密地为常寂。

我从前度张珍奴时，曾写过两首词赠她，词中含有金丹大道的宗旨。

一首是："道无巧妙，与你方儿一个；子后午前定息坐，夹脊双关昆仑过。这时得气力，思量我！"

另一首是："坎离震兑分子午，须认取自家宗祖。地雷震动山头雨，带洗濯黄芽出土。捉得金精牢闭固，炼甲庚要生龙虎。待他问汝甚人传？但说道先生姓吕。"

词里的"子后午前"，不是指时间，而是指坎离。"定息"（即胎息），就是息息归根于中黄（肚脐部位）。"坐"，指的是不动心。"夹脊"，不是指背上轮子，而是指直通玉清境界的修真之路。"双关"，这里有难以表达的奥妙。

练功时，心要虚寂，无思无虑，所谓守，就是要无所守（即守住虚寂）。

按这样去守，津液和血液都会转化为无形的气，即完成了"炼液化气"，后天有形之物就会返归于先天无形之物。依次就可达到气归于神，神还于虚，虚合于道，道圆于志，志满于愿（即炼气化神、炼神还虚、炼虚合道，合道则功成，成功则解脱。这是金丹大道修持的总程序）。

练功的诀窍虽然说不完，不过就是这些罢了。至于"地雷震动山头雨"，说的是真气生成。"黄芽出土"，说的是真药生成，而它们的基础都建立在神守后背的夹脊双关上（这就是在前面所说的难以表达的奥妙之处）。

短短两首词，已经把修行的大道概括完了。读懂了它，不至于被别人随便侈谈的理论迷惑，陷入迷途了。

从前孔子和颜回一同登上泰山顶峰，远望山下吴门地界有一匹奔驰的白马。颜回看见那白马奔跑的轨迹，好像一匹白绢。他极力想看清楚，过于耗费眼力，结果神光走落，所以他才过早地夭折。练习回光功法（就是练习止观），大家可要注意啊！

回光，全在于专心致志去实行。只须将真息（即真意，亦为胎息状态中的先天真炁）凝照于中宫（中央之宫，非中间之宫，即乾宫，即天心等），久而久之，自然能得神明的指引，适应各种变化。

总之，心静气定为基础阶段，心忘气凝为效验阶段，气静心空为结丹阶段，心气合一为温养阶段，明心见性就标志着已经修成金丹大道了。

每个人都要勤学苦练，如果错过了光阴，那就太可惜了。一天的时间不回光，那一天就做了鬼；一息的功夫能回光，那一息就成了仙，悟道参禅，脱胎换骨，与天争衡，就从这里开始，各位要勉力啊！

[注释]

1 世尊：即释迦牟尼佛，"世尊"是对佛陀的尊称，佛陀的十号之一。

2 老君：即老子。

3 谷神：谷神即元神，元神居住在天谷，即天心中，故称"谷神"。《道德经》："谷神不死，是谓玄牝。玄牝之门，是谓天地根。绵绵若存，用之不勤。"

4 大易：即《易经》。

5 祖窍：即天心，上丹田。

6 张珍奴：宋代吴兴艺妓。曾赠吕洞宾一词《失调名·闷损我，望师不至》：逢师许多时，不说些儿个。安得仍前相对坐？懊恼韶光空自过，直到如今，闷损我！"吕洞宾作两词赠答，以作为引度。

7　二词：《思量我·吴兴妓馆答张珍奴韵》："道无巧妙，与你方儿一个；子后午前定息坐，夹脊双关昆仑过。这时得气力，思量我！"《步蟾宫·再过珍奴馆唱此度之》："坎离震兑分子午，须认取自家宗祖。地雷震动山头雨，待洗濯黄芽出土。捉得金精牢闭固，炼甲庚要生龙虎。待他问汝甚人传？但说道先生姓吕。"

8　玉京：指神仙所居之地，即仙乡。道家传说太上老君居住于玉京山，其山在诸天中心之上，山顶巅峰之处有座由金、玉、宝石雕琢而成的辉煌宫殿玉虚宫。

第十四章　本　　传

《本传》小序

　　吕祖对正阳帝君"欲度尽众生，方肯上升"。迨上升之后，复行化度世，是以由唐迄今，隐显变化不一。世称吕仙，其自称曰回道人，曰无上宫主，究证位无上圣师，灵迹极多，不能尽载。本传止据原传叙次，间有增入，并分注处，以备参考。至传闻之异，有谓本唐宗室姓李，或曰名珏，或曰名琼，以夫妇入山双修，易姓吕；或曰举进士第作令，或曰举进士不第；或曰六十四岁游长安，遇正阳帝君；或曰六十四岁上朝元始玉皇；或曰四月十四日生；或曰八月初四日生；其生之年，或曰贞观，或曰天宝，或曰贞元，种种不一。吕祖尝曰："呼牛应牛，呼马应马，世人之谬，乃真乃假。吾唐以前，吾亦何有也？"其言达矣。夫太上降生，指李为氏；雪山初诞，从胁而出。以及二龙绕室，五星在庭，神灵之征，历历不爽，仙佛圣贤之生，由来异矣，若吕祖吾又乌能测之哉。

赞《肖像图》

莫大神通，全在忠孝。利己利人，千秋大道。

自古至今，因缘非渺。信笔描来，当前写照。

又

一剑横秋，清风两袖。道在函三，丹成转九。

苍梧北海，白云帝乡。甘河一滴，源远流长。

吕祖本传

吕祖名岩（一作严），字洞宾（《全唐诗》一字严客）。世为河中府永乐县（一作蒲阪，一云向居东平，继迁京川）人，曾祖延之，仕唐终河东节度使，祖渭终礼部侍郎，父让海州刺史（一云有温、良、恭、俭四兄）。贞元十四年（一云贞观丙午年），四月十四日巳时生，母就蓐时，异香满室，天乐浮空，一白鹤自天飞下，竟入帐中不见（仙经谓在天宫历劫奉元始命降生度世）。生而金形木质，鹤顶龟背，虎体龙腮，翠眉凤眼，修颈露颧，额阔身圆，鼻梁耸直，面白黄色，左眉角一黑子，左眼下一黑子，箸（zhù）头大（一云后变赤色），两足纹隐如龟折，少聪敏，日记万言，矢口成文。既长身五尺二寸（一云八尺二寸），喜顶华阳巾，衣白黄襕衫（一云白襕衫），系大皂绦，状类张子房，二十不娶（一云娶刘校尉女，武昌黄鹤楼有吕祖数十代玄孙题扁楼头）。

始在襁褓，马祖见之，曰："此儿骨相不凡，自是风尘表物，他时遇庐则居，见钟则扣，留心记取。"（后果如所记）后游庐山，遇火龙真人，传天遁剑法，自是混俗货墨于人间（《神仙鉴》遇火龙君系正阳传道之后），号纯阳子（《神仙鉴》以此号为道成朝三清上帝时所赐）。

咸通中，举进士第（一云会昌中两举进士，不第），时年六十四岁（上阳子曰：六十四卦已尽，乃始于乾，此纯阳之应。但祖师自记云："五十始得道，则遇正阳，尚属四十余。"此云六十四岁，应有误）。后游长安酒肆（一云父母命赴试，携童寄儿，束装至长安），见一羽士，青巾白袍，长髯秀目，手携紫筇，腰挂大瓢，书三绝句于壁曰：

坐卧常携酒一壶，不教双眼识皇都。

乾坤许大无名姓，疏散人间一丈夫。

得道真仙不易逢，几时归去愿相从。

自言住处连沧海，别是蓬莱第一峰。

莫厌追欢笑语频，寻思离乱可伤神。

闲来屈指从头数，得见清平有几人。

吕祖讶其状貌奇古，诗意飘逸，因揖问姓氏，曰："吾复姓钟离，名权，字云房。"吕祖再拜延坐，钟曰："子可吟一绝，予欲观之。"吕祖遂呈一绝曰：

> 生在儒家遇太平，悬缨重滞布衣轻。
>
> 谁能世上争名利，臣事玉皇归上清。

钟祖见诗暗喜，因同憩肆中，钟自起执炊，吕祖忽困倦，枕案假寐，梦以举子赴京，进士及第，始自州县，而擢郎署，台谏给舍，翰苑秘阁，及诸清要，无不备历。升而复黜，黜而复升。前后两妻，富贵家女，婚嫁早毕，孙甥振振，簪笏满门，几四十年，又独相十年，权势熏炙，忽被重罪，籍没家资，分散妻孥，流于岭表，一身孑然，穷苦憔悴，立马风雪中，方与浩叹，恍然梦觉。

钟祖在旁，炊尚未熟，笑曰："黄粱犹未熟，一梦到华胥。"吕祖惊曰："先生知我梦耶？"钟曰："子适来之梦，升沉万态，荣悴多端，五十年间，一顷耳。得不足喜，丧何足悲，且有大觉，而后知此人世一大梦也。"吕祖感悟，知宦途不足恋（观此可知吕祖遇正阳时当在壮年）。再拜曰："先生非凡人也，愿求度世术。"（当时钟祖之名亦未大显）钟故辞曰："子骨节未完，志行未定，若欲度世，须更数世可也。"翩然别去，吕祖怏怏自失。弃官（一作儒）归隐。（原注云：邯郸梦乃卢生遇吕祖事，不知事有相类。况吕祖曾题《促拍满路花》词有曰："黄粱炊未熟，梦惊残。"即吕祖圣诰亦云"黄粱梦觉")。钟祖自是十试吕祖：一日自外归，见家人皆病殁，心无悼怛，但厚备棺具，已而没者皆起。偶鬻货于市，议定其值，市者翻然止酬其半，亦无所争，并半值不取，委货而去。元日有丐者，倚门求施，与以钱物，丐者索不已，且加诟詈，再三礼谢，丐者笑而去。牧羊山中，遇一虎追逐群羊，乃推羊下峻阪，独以身当之，虎随释去。独居山中草舍观书，忽一女年可十七八，光艳照人，妆饰靓丽，自云归宁母家，日暮倦行，借此少憩，既而调戏百端，夜逼同寝，竟不为动。一日郊出，及归，家资为劫盗席卷，殆无以供朝夕。了无愠色，躬耕（一云采药）自给。忽于锄下，见金数十饼，急掩之，一无所取。偶于坊市，货铜器数事归，则皆金也，即访主人还之。有疯狂道士，在坊陌市药，曰："服者立死，再世得道。"旬日不售，因买药归，服之无恙。春潦泛（fàn）溢，掉一小舟至中流，风涛掀涌，端坐不动，竟亦无虞。一日独坐室中，忽见奇形怪状鬼物无数，有欲击者，有欲杀者，一无所惧。复有夜叉数十，械一囚，血肉淋漓，哭泣号叫曰："汝宿世杀我，急偿我命！"曰："杀人偿命，其又奚辞。"遽索刀绳欲自尽，忽闻空中叱声，鬼神皆不复见，一人抚掌而下，即钟祖也。谓曰："尘心难灭，仙才难值，吾之求人，甚于人之求吾也。吾十度试子，皆无所动，得道必矣。但功行未完，授子黄白秘术，可以济世利物，使三千功满，八百行圆，吾来度子。"

（以上十试，余窃疑之。夫神仙试人，必其人之根缘甚浅，尘浊难断，故一试再试，以验其道心何如耳。如许真君上升以炭化美女试门弟子；壶公以秽物试长房，皆不足异。若吕祖以天真降凡，根器与庸众悬殊，即火龙、正阳均系奉上帝命传道度世，岂有不知夙因，而故为此十试乎！况吕姓累世簪缨，吕祖于咸通末年举进士第，载在儒书，何得有躬亲鬻货及牧羊山中躬耕自给诸事？孟子曰："吾于武城取二三策而已。"吾于十试亦云。）

问曰："所作庚辛，有变异乎？"曰："三千年后，还本质耳。"（别作五百年。）

吕祖愀然曰："误三千年后人，不愿为也。"钟笑曰："子推心如此，三千八百，悉在是矣！"（只须此试足矣）因与之叙弃世得道来历，且言："受苦竹真君记曰：'此去游人间，遇人有两口者，即汝弟子。'吾遍游山海，竟未见人有两口者！今详子姓，实符苦竹之记矣。予所居终南鹤岭，子能从予游乎？"

吕因随往。星月交辉，四顾寂寥，钟执吕手偕行，才数步，恍如骑快马历山川，俄顷至洞南，门下钥矣。钟以碧绦系吕带，俱从门隙中入（祖师岂无神通开钥，奚自门隙入？），豁然开朗。登一高峰，至大洞门东，前有二虎踞守，钟叱之，虎伏不动，乃引入。金楼玉台，珍禽琪树，光景照耀，气候如春。相与坐盘陀石，饮元和酒三杯（《神仙鉴》

于此，下有"云房曰：'君真予山中友也'为改名曰岩，字洞宾"十八字），俄有一青衣，双髻金铃，朱裳翠袖，云履玉佩，异香氤氲，持玺纸金书曰："群仙已集蓬莱上宫，要先生赴天池会，论《五元真君神游记》事。"钟祖将去，吕祖虑其不返，赋诗送曰：

> 道德崇高相见难，又闻东去幸仙坛。
>
> 杖头春色一壶酒，顶上云攒五色冠。
>
> 饮海龟儿人不识，烧山符子鬼难看。
>
> 先生去后身须老，乞与贫儒换骨丹。

钟曰："汝但驻此，吾去不久。"遂望东南乘紫云而去。吕祖将所附素书，披阅玩诵。

旬日钟回，曰："子在是岑寂，得无忆归否？"曰："既办心学道，岂有家山思乎？"钟曰："善哉！汝等不知分合阴阳之妙，守阴则只是魄，存阳则只是魂。若能聚魂合魄，使阴阳相合，魂魄同真，是谓真人。"吕曰："魂魄冥冥，至理甚深，何以全形？"曰："慧发冥冥，泰定神灵。神既混合，岂不契真？金形玉质，本出精诚。大药既成，身乃飞轻。"

（吕）因问天地。（钟）曰："乾三索而天交于地，乃生三阳；坤三索而地交于天，乃生三阴。阳中藏阴曰真阴，真阴到天，因阳而生；阴中藏阳曰真阳。真阳到地，因阴而发。交合得道，自然长久。"

问日月。曰："月受日魂，以阳变阴，阴极阳纯，月华莹净，修炼到此，积气成神。"

问四时五行。曰：一心自有五行，一日自有四时，大抵阴阳相推而已。阳不得阴不成，到底无阴而不死；阴不得阳不生，到底阴尽而皆阳。（前、后八品经义盖本乎此。）

又问水火龙虎。曰：身中有君火、臣火、民火。真火出于水中，恍恍惚惚，其中有物，视之不可见，取之不可得；真水生于火中，杳杳冥冥，其中有精，见之不可留，留之不可住。肾，水也，水中有气，名曰真火；心，火也，火中生液，名曰真水（此即"龙从火里出，虎向水边生"义）。以水生木，肾气足而肝气生，以绝肾之余阴，而气过肝时，即为纯阳，藏真一之水，恍惚名真龙；以火克金，心液盛而肺液生，以绝心之余阳，而液到肺时，即为纯阴，藏真阳之气，杳冥名真虎。气中取水，水中取气，曰得黍米，归于黄庭，此大丹也。

问铅汞。曰：铅性沉重而喜坠，此肾水以润下而易满；汞性轻飞而喜升，此心火以炎上而易散。以铅制汞，以沉重而镇轻飞，内丹结矣！

又问抽添。曰：冬至后，阳升于地，地抽其阴。太阴抽而为厥阴，少阳添而为阳明；厥阴抽而为少阴，阳明添而为太阳；夏至后，阴降于天，天抽其阳。太阳抽而为阳明，少阴添而为厥阴，阳明抽而为少阳，厥阴添而为太阴。又加日月。月受日魂，日受月魄。前十五日，月抽其魄，而日添其魂，精华已满，光照下土。不然，无初生而变上弦，上弦而变月望也。月还阴魄，日收阳精。后十五日，日抽其魂，而月添其魄，光照已谢，阴魄已定。不然，无月望而变下弦，下弦而变晦朔也。日月往复，而变九六，此抽添之象也。

又问河车。曰：人身阳少阴多，无非是水，故有取于河车。河车起于北方正水中，而非若旁门搬运力也。

问内观坐忘之妙。曰：龙虎交媾，阴阳配匹。九皇真人，引一朱衣童子下降；九皇真母，引一皂衣女子上升。相见黄屋之前，有一黄衣老妪接引，如夫妇之合，尽时欢洽，女复下降，男复上升，如夫妇之离。既毕，产一物，大如弹丸，色同朱橘，抛入黄屋，以金器盛留。

问曰：如此修行，有魔难否？

曰：子知十魔九难乎？衣食逼迫，一难也；恩爱牵缠，二难也；利名萦绊，三难也；灾患横生，四难也；盲师约束，五难也；议论差别，六难也；志意懈怠，七难也；岁月蹉跎，八难也；时世乱离，九难也。一、六贼魔；二、富贵魔；三、六情魔；四、恩爱魔；五、患难魔；六、神佛为害，是圣贤魔；七、刀兵魔；八、女乐魔；九、女色魔；十、货利魔。

又问：云何证验？

曰：始也淫邪尽绝，外行兼修，采药之际，金精充满，阴魄销融；次，心经涌溢，口出甘液；次，阴阳击搏，腹鸣如雷；次，魂魄未定，梦寐惊恐；次，或生微疾，不疗自愈；次，丹田夜暖，形容昼清；次，若处暗室，而神光自现；次，若抱婴儿而上金阙；次，雷鸣一声，关节通而惊汗四溢；次，玉液烹炼成凝酥，而雪花散坠；或化血成乳，而渐畏腥膻；或尘骨将轻，而渐变金玉；次，行如奔马；次，对景无心；次，吹气疗疾；次，内观明朗；次，双睛如漆；次，绀发再生；次，真气足而常自饱；次，食不多而酒无量；次，神体光泽，精气秀媚；次，口生异味，鼻有异香；次，目视万里；次，瘢痕销灭；次，涕泪涎汗皆绝；次，三尸九虫悉除；次，内志清高，上合太虚，凡情皆歇，心境俱空；次，魂魄不游，梦寐自绝，神采精爽，不分昼夜；次，阳精成体，灵府坚固，寒暑不犯，生死不干，次，嘘呵可干外沴；次，神光常生坐卧；次，静中时闻天乐，金石丝竹之清，非世所常闻；次，内观或游华胥，楼台殿阁之丽，非世所常见；次，见凡人腥秽；次，见内神出现；次，见外神来朝，功圆行满，膺箓受图，紫霞满目，金光罩体，或见火龙飞，或见玄鹤舞，彩云缭绕，瑞气缤纷，天花乱坠，神女下降，出凡入圣，逍遥自然。此乃大丈夫功成名遂之日也。

　　钟离悉以上真玄诀传授，吕祖一一领悟。俄顷，闻有叩户声，起视，乃清溪郑思远与太华施胡浮两真人，由东南来，缓步凌虚，体凝金碧，相揖共坐。曰："适为尹思逸

（一作尹思），丹成致贺，遂造仙扉。"

　　施曰："此一侍者何人也？"钟曰："本朝吕海州让之子。少习儒墨，失意上国，邂逅长安酒肆，从吾奉道，通阴阳制炼形神入妙之微。"钟因令拜二仙。郑、施曰："形清神在，目秀精藏。子欲脱尘网，可示一诗？"乃授以金管霞笺，灵胶犀砚。即献诗曰：

> 万劫千生到此生，此生身始觉非轻。
>
> 抛家别国云山外，炼魄全魂日月精。
>
> 比见至人论九鼎，欲穷大药访三清。
>
> 如今会遇真仙面，紫府仙扉得姓名。

　　二仙叹其才清句秀，各以所秘相赠而别。时春禽嘤（yōu）嘤，钟祖于洞口题曰：

> 春气塞空花露滴，朝阳拍海岳云归。

　　复谓吕曰："吾朝元有期，十洲羽客至玉京奏此功行，以升仙阶，恐汝不能久居此洞，后十年洞庭相见。"取笔于洞中石壁上，草书曰：

> 昼日高明，夜月圆清。阴阳魂魄，混合上升。

　　掷笔告曰："世间游行，当施利济之道！行满功成，复相聚会。"语毕，又以《灵宝毕法》授之。

　　谓曰："始予于终南石壁之间，曾得《灵宝经》三部：上部曰《元始金诰》，中曰《元皇玉箓》，下曰《太上真元义》。凡数千卷，予撮其要为《毕法》，分十六科，及三乘六义。盖明阴中有阳，阳中有阴，天地升降之道；气中生水，水中生气，心肾交合之机。以八卦运十二时，而其要在艮；以三田互相反复，而其要在泥丸。至下手工夫，姑借咽气漱液为喻，而真气口诀，实在口传心授，不在文字间也。"又以灵丹数粒，示曰："此非世间五金八石，乃世间异宝合成，虽有质而无形，如云如火，如光如影，可见而不可执，服之与人魂识合为一体，轻虚微妙，非如有形之丹也。"复赠诗一章曰：

知君幸有英灵骨，所以教君心恍惚。

含元殿上水晶宫，分明指出神仙窟。

大丈夫，遇真诀，须要执持心猛烈。

五行匹配自刀圭，执取龟蛇颠倒诀。

三尸神，须打彻，进退天机法六甲。

知此三要万神归，来驾火神离九阙。

九九道至成真日，三界四府朝元节。

气翱翔兮神烜赫，蓬莱便是吾家宅。

群仙会饮天乐喧，双童引入升玄客。

道心不退故传君，立誓约言亲洒血。

逢人兮，莫乱说，遇友兮，不须诀。

莫怪频发此言辞，轻慢必有阴司折。

执手相别意如何，今日为君重作歌。

说尽千般玄妙理，未必君心信也么。

仔细分明说与汝，保惜吾言上大罗。

吕祖闻已，尽豁尘浊，复进问"三元、三清、三宝、三境"之说。

钟曰："第一混洞太无元，从此化生天宝君，治玉清境、清微天宫，其气始青；第二赤混太无元，从此化生灵宝君，治上清境、禹余天宫，其气玄黄；第三冥寂玄通元，从此化生神宝君，治太清境，大赤天宫，其气玄白。故九天生神气。经云：'三号虽殊，本同一也。'三君各为教主，乃三洞尊师。"（自"问三元"至此，原传无，照《神仙鉴》辑入）

授受将毕，忽有二仙绡衣霞彩，手捧金简宝符云："上帝诏钟离权为九天金阙选仙使。"拜命讫，谓吕曰："吾即升天，汝好住世间，修功立行，他日亦当如我。"

吕再拜曰："岩志异于先生，必须度尽众生，方肯上升也。"（此是何等大誓愿力，真慈肠也。）

时翔鸾彩凤，金幢玉节，仙吹嘹亮。钟祖与捧诏二仙，乘云冉冉而去。

吕祖既得钟离之道，又得火龙真人天遁剑法，一断烦恼，二断色欲，三断贪瞋。（《神仙鉴》以火龙授剑法在得道后游庐山，始遇。是乃慧剑。《鉴》云："洞宾游庐山，祝融君遇见，知是仙宗，传以天遁剑法，曰：'余，火龙真君也。昔持此剑斩邪魔，今赠君家断烦恼。'"）尝有诗曰：

> 昔年曾遇火龙君，一剑相传伴此身。
>
> 天地山河从结沫，星辰日月任停轮。

须知本性绵多劫，空向人间历万春。

昨夜钟离传一语，六天宫殿欲成尘。

（此诗系后混迹市廛追忆而题。）

初游江淮，试灵剑，除长蛟之害。至洞庭湖，登岳阳楼独酌。钟祖忽降曰："来践前约。上帝命汝眷属悉居荆山洞府，子之名字，已注玉清籍中。"（盖前有十年洞庭湖相见之语。）

三月十八日，引拜苦竹真君，传日月交并之法。年五十三，归宗庐山。年六十四，上朝元始玉皇（谨按：《八品仙经》苦竹、火龙、正阳均奉元始命传道度归上真，则苦竹传法，自不可略。原传无，兹特采《神仙鉴》补入）。自是隐显变化不一。惟其誓愿宏大，是以浮沉浊世，行化度人，虽愚夫愚妇，罔不闻名起敬（已证圆通，昔号光圆自在通佛，复证圆通文尼真佛，惟其愿力大、功行深故，果位亦极崇高）。尝曰："世人竞欲见吾，而不能行吾言，虽日夕与吾同处，何益哉！人若能忠于国、孝友于家、信于交友、仁于待下、不慢自心、不欺暗室，以方便济物，以阴骘格天，人爱之，鬼神敬之。即此一念，已与吾同。虽不见吾，犹见吾也。"盖人之性念于善，则属阳明，其性入于轻清，此天堂之路；念于恶，则属阴浊，入于粗重，此地狱之阶。天堂地狱，非果有主之者，特由人心自化成耳！

宋太祖建隆初（注，原书"太祖"作"艺祖"，查"建隆"为宋太祖年号，故改），吕祖自后苑出，对上称"朱陵上帝，以火德王天下"，留语移时，左右皆不得闻，语秘不传。上解赭袍玉带赐之。俄不见，上命绘像于太清楼，道录陈景元传其像于世。政和中，宫禁有祟，白昼现形，盗金宝妃嫔，独上所居无患，自林灵素、王文卿诸侍宸治之，息而复生，上精斋虔祷，奏词凡六。一日昼寝，见东华门外，有一道士，碧莲冠，紫鹤氅，手持水晶如意，前揖上曰："臣奉上帝命，来治此祟。"良久，召一金甲丈夫，捉祟劈而啖之。

上问："丈夫何人？"道士曰："此乃陛下所封崇宁真君关羽也。"上勉劳再四，复问："张飞何在？"羽曰："飞乃臣累劫兄弟，今已为陛下生于相州岳家（《仙鉴》此句上有"在唐为张巡"一语，后武穆王父梦张飞托生，遂命名飞）。他日辅佐中兴，飞将有功焉。"（关帝随吕祖宋廷除祟，非以封号也，直欲显岳公之降世耳。奈徽宗不能传示后人，竟为桧贼所害，大功不成。惜哉，翼德公，何以累生皆不令终得，岂亦定数难逃耶？）

上问道士姓名。曰："臣姓阳，四月十四日生。"梦觉，召侍宸言之曰："此吕仙也。"自是宫禁帖然，遂诏天下有吕仙香火处，皆正"妙通真人"之号。制曰："朕嘉与民，偕奉大道，凡厥仙隐，具载册书。况默应祷祈，宜示恩宠。吕真人匿景藏文，远迩游方，逮建福庭，适有寓舍，叹兹符契，锡以号名，神明俨然，尚垂昭鉴，可封妙通真人。"

塑像于景灵宫，岁时奉祀焉。其神通妙用，载诸传记者，不可殚述。元世祖封号"纯阳演正警化真君"、元武宗加封"纯阳演正警化孚佑帝君"。所著诗词，有《浑成集》行于世。迨后飞鸾现化，于五陵演有《前、后八品》，鄂渚之栖真演有《五品》，涵三演有《三品》《参同》诸经，湖南草堂演有《圣德》诸经，其先有《指玄篇》《忠孝诰》《修真传道集》《玉枢经赞》传世。今并汇辑，合为全书。（元世祖以下一段，原传无，今补入。）

无我子敬赞曰：道家之有孚佑帝君，犹释家之有观音大士也。世尊无为，而其法兴于大士；太上无为，而其法兴于帝君。虽证位天上，犹出入人间，度人无量。殆与圣人之欲万物各得其所者同，故天下万世，闻者莫不兴起，其愿力至为宏远矣。昔世尊于楞严会上，选大士为诸佛中圆通第一。若吕祖者，其亦圆通第一也哉！

（又按：上阳子云：吕祖姓吕，名岩，字洞宾，号纯阳子，祖居西京河南府，满柘县，永乐镇招贤里。今曰蒲州蒲坂县，生于天宝十四年四月十四日巳时，一云生唐德宗贞元丙子〔贞元丙子系德宗十二年，与本传十四年异〕。从父海州刺史，因家焉，以科举授江州德化县令，因纵步庐山，游澧水之上，遇正阳授道，至今在世。天帝颁诏为九天采访使，五月二十日奉诏，有诗云"纠司天上神仙籍"之句［此诗文集并《全唐诗》俱无］，就以此日为上升，有诗词名《浑成集》行于世，以道授海蟾、重阳。

又按：《神仙鉴》云：吕祖系古圣王皇覃氏降凡，于贞观丙午年四月十四日生，名绍先，父让，初为太子右庶子，迁海州刺史；母王夫人，就葬于林檎树下，异香满径，襁褓时，四祖见之，曰："此儿骨相不凡，终是风尘表物。"及长，身八尺二寸，面淡黄，笑脸微靥，三髭须，状类张子房，又似太史公，年二十，娶刘校尉女。武后时，三举进士不第，天授二年，已四十六岁，父强命赴试，因与童寄儿往长安，遇钟离于酒肆，遂弃家随至终南鹤岭，钟因改名岩，字洞宾。又云：钟祖悉传以上真玄诀，通会阴阳制炼形神入妙之道，吕未达奥旨，钟又以《入药镜》授之，问系何上真所作，曰崔汪手著，仙秩已高为玄元真人。吕读而赞之曰："因看崔公入药镜，令人心地转分明。"及钟祖历九天选仙使之诏上升，吕回乡拜祖先墓，度郭上灶；游庐山，遇火龙真君，授以剑法。

又按：《八品仙经》，吕祖于唐天宝元年正月九日，侍虚皇天尊，几与十极真人，演说灵砂丹诀，奉谕于唐贞元世戊寅岁，四月十四日生河南吕宅为男，与诸书称天宝十四年，及贞观丙午、贞元丙子者异。

又按：《吕祖仙诰》自叙云，八月初四日生，四月十四日上升，三月十八日炼丹修行，六月九日证果，九月二十八日飞升。与诸说异，诰详后卷。

又，《诰》内"咸通及第"与"两坐琴堂"之语，世多疑之，以为应举长安，得遇正阳，何至有居官之事？不知神仙度人，须有节次，此时虽遇正阳，未必便随之去，但能急流勇退，皆可访道修真，所谓"英雄退步即神仙"是也。又况神仙居官者甚多，柱史而下，如庄周之漆园、方朔之待诏金马门、葛仙公之令勾漏、许真君之令旌阳，皆得道后居官者，又何疑于吕祖哉。

又按：《神仙鉴》，吕祖曾祖延之，证位余庆真君；祖渭，证位有庆真君；父让，证位集庆真君；母王夫人，证位集庆元君；伯父温、良、恭、俭，俱证位同宏真君；帝配刘夫人，证位和平元君云。）

仙派源流

大道之传，始于太上老子，而盛于吕祖。溯其源，少阳帝君，得老子之传者也，两传而得吕祖云。少阳帝君王玄甫，传正阳帝君；正阳帝君钟离云房，传孚佑帝君；孚佑帝君吕纯阳，传海蟾帝君；海蟾帝君刘成宗，传紫阳真人；紫阳真人张伯瑞，传石杏林真人；石杏林真人，传薛紫贤真人；薛紫贤真人，传陈泥丸真人；陈泥丸真人，传白紫清真人；白紫清真人，传彭鹤林真人。

孚佑帝君，又传重阳帝君；重阳帝君王德威，传马丹阳真人；马丹阳真人，传宋披云真人；宋披云真人，传李太虚真人；李太虚真人，传张紫琼真人；张紫琼真人，传赵缘督真人；赵缘督真人，传陈上阳真人。

（按：少阳帝君、正阳帝君、孚佑帝君、海蟾帝君、重阳帝君，为五祖。）

王重阳又传邱长春、刘长生、谭长真、郝广宁、王玉阳、孙清静仙姑，合之马丹阳为北七真；张紫阳又传刘永年，合之石杏林、薛紫贤、陈泥丸、白紫清、彭鹤林，为南七真。南北两宗，皆吕祖法嗣也。猗欤盛哉！

少阳帝君姓王，不知其世代名号，或云名玄甫，即东华帝君也，隐昆仑山，著《黄庭经》。正阳帝君，姓钟离，名权，字云房，京兆咸阳人，仕汉为将军，隐晋州羊角山，有《破迷正道歌》。孚佑帝君，姓吕，名岩，字洞宾，河南蒲坂县人。海蟾帝君，姓刘，名操，燕山人，仕辽为宰相，遁迹于终南太华之间，有《还丹破迷歌》。

张紫阳，名用成，字平叔，天台人，著《悟真篇》。石杏林，名泰，字得之，常州人，著《还元篇》。薛紫贤，名道光，字道源，鸡足人，著《悟真直指》。陈泥丸，名楠，字南木，号翠虚，博罗人，有《翠虚妙悟全集》。白紫清，本姓葛，名长庚，琼州人，隐武夷山，所著有《上清》《武夷》二集。彭鹤林，名耜，字季益，三山人，隐居鹤林，有《道阃元枢歌》。刘永年，号顺理，又名广益，即白龙洞道人也，紫阳化去七年，刘仍晤于王屋山，在虎邱成道，刘传于翁象川，名葆光，注《悟真篇》，坊本误为薛道光注。

重阳帝君，姓王名喆，字知明，咸阳人，有《全真前后集》《韬光集》《云中集》《分梨十化集》。马丹阳，名钰，字玄宝，金宁海州人，有《金玉》《渐悟》《行化》《成道》《圆成》《精微》六集，及《语录》一集。宋披云，名有道，字德方，号黄房公，沔阳人。李太虚，名珏，字双玉，崇庆州人，入青城山。张紫琼，名模，字君范，饶州人。赵缘督，名友钦，饶郡人，为赵宗子，作《仙佛同源文》《金丹难问》等书。陈上阳，名致虚，字观吾，元至顺间人，有《悟真篇注》。邱长春，名处机，字通密，金登州人，有《磻溪集》《鸣道集》《西游记》。刘长生，名处玄，字通妙，金东莱人，有《仙药》《太虚》《盘阳》《同尘》《安闲》《修真》文集六卷，及《道德注》《阴符演》《黄庭述》。谭长真，名处端，字通正，金宁海人，有《水云集》。郝广宁，名大通，字太古，号恬然子，金宁海人，有《太古集》，示教直言。王玉阳，名处一，宁海东牟人，有《云光集》。孙清静仙姑，名不二，号清静散人，金宁海人，马丹阳之妇也。

传闻正误

吕祖本传云："咸通中，举进士第。"又郝天挺注云："咸通中及第，两调县令，值黄巢乱，移家终南。"又一传云："始名绍先，不从婚娶，滞场屋二十三年，及罢，纵游天下。"又，《江州望江亭自记》云："吾京川人，唐末三举进士不第，因游于江湖，五十道始成。"《岳阳风土记》及《王举雅言》皆云"举进士不第"。两说不同。至世传又有自叙墨刻石像，本姓李，名珏，字伯玉，唐宗室也，有四子，为避乱，止携妻入山，故更姓吕，则并姓而非，更为可异。大约祖之出处，当以本传为据，余皆存而不论可也。

《枕中记》系卢生遇吕祖事，而汤临川则谓世传李邺侯泌作，又谓史传泌少好神仙之学，不屑昏宦，为世主所强，颇有干济之业，观察部虢，凿山开道，至三门集，以便饷漕。又数经理吐番西事，元载疾其宠，天子至不能庇之，为匿泌于魏少游所，载诛，召泌，懒残所谓"勿多言，领取十年宰相"是也。枕中所记，殆泌自谓乎？吾谓若果泌自谓，又何必托之卢生，殆亦因梦中叙事，偶与泌同，而遂疑为泌作耳。犹黄粱觉，吕祖遇正阳时，亦有其事，又安可以为本一事，而讹为卢生耶。

"生日儒家值太平"一绝，《全唐诗》又作李升诗，"不用梯媒向外求"一绝，《全唐诗》一作张辞诗，皆以唐讹唐，应归吕祖。惟《寄白龙洞刘道人》一首,《悟真集》作张紫阳诗,意白龙洞前后两道人,适同姓刘,或紫阳偶述吕祖诗赠之耶?紫阳所赠之道人,名永年,号顺理,为紫阳高弟,而吕祖寄诗之刘道人,名字不可考,但吕祖文集,如《浑成》《婆心》诸集,久传于世,而《悟真》后出,此诗自当归吕,至"曾经天上三千劫"一律,近误入张三丰真人集者,又不必辨矣。

世传《吕祖道德经释义》,不知何人所作,如每章各句下小注,与莹蟾子李道纯小注大同小异,一也;解后各系一诗,则上阳子陈致虚所著转语偈,载在《金丹大要》五卷中,可考二也;"道可道章",多节略上阳解,又列上阳之序于简端,三也。特其大书纯阳帝君释义,似属诸吕祖,而又次以云门鲁史纂述,云门鲁史,不知何人?所云纂述,不知何自?但既曰纂述,则非出吕祖之手可知。按吕祖《参同》妙典中,历叙著书,并不及此解,且有"昔读道德,深忧不获透彻经旨,后与群圣讨论,方悉其妙"之说,是此解信非其所著也。且解内牵强抵牾,不合经旨处甚多,必后人妄讦,不敢纂入全书。

(陈注:本书所收录《吕祖〈道德经〉解》与本处所批评者不同,既无陈上阳序,有无诗偈,更无"云门鲁史"。原《吕祖全书》编订于清康熙年间,而本书所收录者,乃清光绪二十二年四川刘沅止唐先生刻本,距《吕祖全书》已是二百年后事矣。本书所收录者乃近代道学大师萧天石先生在民国年间于四川所得珍本，后萧先生在台湾影印此书。）

云石杨良弼，校刊吕祖文集后序，有《灵迹》中滥收猥亵一二事，不雅驯，皆为删补，此举有功吕祖不小，如俗传白牡丹等事，皆属后人假拟。又坊刻有《钟吕采真问答》一帙，又有《既济真经》一篇，其他言容成之术者，多托之吕祖。祖尝言"吾道虽于房中得之，却非御女之术"，一言已破千古之疑。凡若此者，以伪乱真，皆吕祖之罪人也。兹刻一概严加斥削，不使外术旁门，干我正道。吕祖其许我乎？

（陈注：《既济真经》，据当代道学专家胡孚琛研究，这是一部不晚于宋代的阴阳派作品，而整个丹道的基础是阴阳丹法，由阴阳丹法演化出清静丹法。从此处文字看，在此前的《吕祖全书》中已收录了《既济真经》，为使读者了解这篇著作，录于后面丹经部分。）

王文贞公崇简，《冬夜笺记》云："俗传洞宾戏妓女曰白牡丹，乃宋人多穿颜洞宾，非纯阳也。"康熙年间，吕祖尝于黄鹤楼降乩曰："世传飞剑斩黄龙，乃宋散仙颜洞宾也。"岂有上真而嗔恼不除者乎？可证白牡丹事。又云"地狱之说，如吕祖所说最切"，又云"黄粱传奇，托言卢生，其事乃钟离云房点化吕祖"，亦误以两事合为一耳。

第十五章 显　　迹

小　序

　　昔观音大士，普门示现，三十二应，无人弗度，七难二求，罔不遂意。盖惟愿力洪大，是以化形刹尘。吕祖初得仙道，即对正阳祖师云：“弟子愿度尽一切众生，方归天上。”此何如誓愿，不与普门大士有默契乎？嗣是化形宇宙，混迹市尘，遍施法乳，泽沛寰区。

　　自古神仙众矣，惟吕祖之名，彻霄壤，冠古今，虽妇人女子，咸知敬信嘻盛哉。其灵应事迹，散佚弗传者何限，即载诸简编，彰彰人耳目者，亦第存什一于千百，安在其能尽述也？然就世所传者，汇而综之，亦足以见吕祖度世之心，实与普门同一悲愿，人苟有志于道，而以吕祖之心为心，譬之一月中天，千江普现，特心地垢秽，斯弗克见耳。若澄潭止水，未有不见者也。世之览者，亦当有会于余言。

灵应事迹

武昌卖墨

吕祖游武昌，诡为货墨客，墨一笏，仅寸余，而价钱三千。连日不售，众咸笑侮。有鼓刀王某曰："墨小而价高，得无有意耶？"自以钱三千求一笏，且与客剧饮，醉归昏睡。午夜俄有叩户者，乃客以钱还之，辞去。

比晓视墨，乃紫磨金一笏，上有吕字。遍寻客，已不复见。

武昌鬻梳

吕祖游武昌天心桥，诡姓名，鬻敝木梳，索价千钱，连月不售。俄有老媪行乞，年八十余，龙钟伛偻，秃发如雪。吕祖谓曰："世人徇目前，袭常见，吾穿价货敝秽物，岂无意？而千万人咸无超卓之见，尚可与语道耶？"乃以梳为媪理发，随梳随长，鬓黑委地，形容变少，众始神之，争以求梳。吕祖笑曰："见之不识，识之不见。"乃投梳桥下，化为苍龙飞去，吕祖与媪不见。后始知其为吕仙也。

水化成酒

马善，东都人，熙宁初，举进士不第，学道，一日与一侯道人（名玖），行汴水，见一羽士，青巾布袍，体秀骨异，目如明水，面无尘浊。马召啜茶，且饮食之，侯性素瞋，叱之。羽士曰："汝有何法？"侯曰："飞符召鬼，点石化金，归钱返璧。"羽士曰："子所为，皆非正法。"侯曰："子何能？"曰："吾能壮吾气，射酒肆。"去烛数十丈而烛立灭，复吐气吹侯面，若惊风大发，凛凛不可支。二人起谢曰："先生非凡人也，幸见教。"羽士曰："学仙须立功行功，功即勤苦修炼，行即济人利物。"侯曰："弟子平生以药济人，非功行乎？"羽士曰："子杀物命，以救人命，是杀彼以生此也。不若止用符水愈病自佳。"语及曙，羽士别去。曰："吾将返湘水之滨，与子酌别于柳阴下。"以金令侯市酒，适无酒。羽士以瓶一只，命侯取汴水一瓶，以药一丸投之，立成美酒，三人共饮大醉，羽士留诗一章，曰：

> 三口共一室，室畔水偏清。
>
> 生来走天下，即是姓兼名。

既别，二人测之，乃吕洞宾三字，大悔恨。

墨化成金

韩忠献公琦，晚年始延方士，吕祖鹑衣垢面求谒，韩意轻之，曰："汝何能？"曰："能为墨。"试令为之，即掘地坎，遇焉。韩不悦。祖乃和揉坎中泥为墨，曰："成矣。"遂去。公徐取墨视之，乃良金也，上有"吕"字，破之彻肌理。韩追悔无已，寻卒。

纸中方窍

监文思院赵应道，病瘰疬，几委顿，泣别亲旧曰："吾死矣。闺阁中一物皆舍得，独鹤发老亲无托，奈何！"语未竟，俄有道人扣门，语赵曰："病不难愈也。"取纸二幅，各掐其中为一方窍，径可二尺许，以授赵曰："俟夜烧一幅灰，调乳香汤涂病上，留一幅以待后人。"言讫，道人不复见。始悟两方窍，乃"吕"字也。（一念感动）

石上方窍

梓潼娄道明，家富，善玄素术，常畜少女十人，（便不是正道）才有孕，即遣去，复置新者。（罪过）常不减十人之数，昼夜迭御无休息，而神清体健，面若桃红，或经日不食，年九十有七，止如三十许人，尤好夸诞大言，对客会饮，或言玄女送酒，或言素女送果，或言彭祖、容成辈遗书，自以为真仙也。

一日，吕祖诡为乞人登门，娄不识之，叱使去。吕祖以两足踏石上，遂成两方窍，深可寸许。娄始惊异，延置座右，曰："子非凡人也。"出侍女歌《游仙词》，命之酒。吕祖口占《望江南》词酬之，曰：

瑶池上，瑞雾霭群仙。素炼金童锵凤板，青衣玉女啸鸾弦。身在大罗天。

沉醉处，缥缈玉京山。唱彻步虚清燕罢，不知今夕是何年。海水又桑田。

侍女进蜀笺请书，吕祖自纸尾倒书彻纸首，字足不遗空隙，娄大惊喜，方欲请问道要。祖答曰："吾已口口相传矣。"娄请益，复曰："吾已口口相传矣。"俄登门外大柏树杪，不见。

后数日娄忽不快，吐膏液如银者数斗而卒。

"口口相传"之说，与夫石上两方窍，皆"吕"字之寓也。

（一云娄问道要，祖曰："汝知浔阳翟庄乎？以孝友著名，耕而自食，恒以弋钓为事。中年不猎，尚钓。人谓均是命，何以独钓？翟后晚年亦不钓，端居荜门，征命俱不就，汝之妄诞何为哉！"未几吐液卒。）

广陵散钱

吕祖常游广陵市，以钱十千散之方陌，暨翼日晚视之，十千拾者无遗，止遗其三，一落泥，一落草中，一落井中砖石缝，去井口三寸许。最后有两人汲水，见而争取之。世人爱财之心如此。

罗浮画山

吕祖游罗浮朱明观，至小庵中，值道士他出，独一小童在，童揖曰："先生坐此。"遂窃道士酒以献，吕祖满引，使小童尽其余，童不屑。

童素患左目内障，吕祖以所余酒㗖其目，忽然开明，若素无患者。乃取笔画一山于壁，山下池三口，谓童曰："汝饮吾酒，则得仙矣。不饮，命也。然亦当享高寿。"言讫，飞入石壁隐去。及道士归，见所画山，彻壁内外，大惊曰："山下三口，乃嵒（岩）字，非吕先生乎？"

后童果百有五岁而终，虽未得仙，亦可谓有缘者矣。

庐山淬剑

吕祖游江州庐山真寂观（一云寂真观），临砌淬剑，道士侯用晦问之曰："先生剑何所用？"曰："地上一切不平事，以此去之。"侯心异之，以酒果召饮，谓曰："先生道貌清高，必非风尘中人。"祖曰："且剧饮，无相穷诘。"既醉，以箸头剑诗一首于壁曰：

> 欲整锋芒敢惮劳，凌晨开匣玉龙噪。
>
> 手中气概冰三尺，石上精神蛇一条。
>
> 奸血默随流水尽，凶豪今逐渍痕消。
>
> 削平浮世不平事，与尔相将上九霄。

题毕。初见若无字，既而墨迹灿然，透出壁后。侯大惊，再拜，因问剑法，曰："有道剑，有法剑。道剑则出入无形，法剑则以术治之者，此俗眼所共见，第能除妖去祟耳。"侯曰："今以道剑戮奸人于稠众中，得不骇俗乎？"曰："人以神为母，气为子，神存则气聚，神去则气散，但戮其神，则人将自没。或有假手于人，皆此类也。"侯叹曰："此真仙之言也，愿闻姓氏。"曰："吾，吕岩也。"言讫，掷剑于空中，化为青龙，跨之而去。

仙乐侑席

宋陈执中，建甲第东都，亲朋合乐，俄有褴褛道士至，陈问曰："子何技能？"曰："我有仙乐一部，欲奏以侑华筵。"腰间出一轴画，挂于柱上，绘仙女十二人，各执乐器，道士呼使下，皆累累列于前，两女执幢幡以导，余女奏乐，皆玉肌花貌，丽态娇音，顶七宝冠，衣六铢衣，金珂玉珮，转动珊然，鼻上各有一粒黄玉，如黍大，而体甚轻虚，终不类生人。乐音清彻烟霄，曲调特异。

三阕竟，陈曰："此何物女子？"道士曰："此六甲六丁玉女，人学道成，则身中三魂七魄、五藏六腑诸神皆化而为此，公亦愿学否？"陈以为幻惑，颜不快。道士顾诸女曰："可去矣。"遂皆复上画轴，道士取轴，卷而合之。（奇幻）索纸笔大书曰：

> 曾经天上三千劫，又在人间五百年。
>
> 腰下剑锋横紫电，炉中丹焰起苍烟。
>
> 才骑白鹿过沧海，复跨青牛入洞天。
>
> 小技等闲聊戏尔，无人知我是真仙。

末题曰：谷客书。

即出门，俄不见。陈谓："谷客，乃洞宾也。"悔恨欲抉目，未几谢世。

管片泛波

渌江笔师翟某，喜接方士。吕祖往谒之，翟馆于家，礼遇殊至，自是往来弥年。一日絜游江之浒，啮笔管为二片，浮于波上，吕祖履其一，引笔师效之，笔师怖，不敢前，吕祖笑而济。及岸，俄不见，翟始知其异人也。

浃旬复来，自絜饮食食翟，皆臭腐也。翟掩鼻谢，弗食。吕祖太息曰："若不能恶食，吾以肉酱两瓿遗君。"遂去不复见。开视酱瓿，皆麸金也。

两瓿者，盖亦两大瓮之类，寓"吕"字也。

鲤鱼再活

吕祖游庐山酒肆，见剖鱼作脍，曰："吾令此鱼再活。"脍者不信，祖随以药一粒纳鱼腹中，良久跳踯如生。脍者惊，试放于江，圉圉洋洋，悠然而逝。

始知为吕祖，觅不复见。

宝轮现相

绍兴中，新昌令关肇喜道术，建大斋宝箓宫，方士大集，角技能，吕祖诡姓氏寓焉，自赞其能异众，取药少许，置诸掌，吹数过，俄红晕四溢，成宝轮相，现"洞宾"二字。众大愕，觅之已不见。

肇后每日行阴德，杜门谢客，盖因祖言方士幻术误入也。祖后复来，授以正道。（一语醒悟，便知过而能改，是有宿根人，宜其得道也。）

怀孕师尼

景定甲子，衡州衡岳观，以三月三日玄帝生辰设醮，先一日有怀孕师尼，至观求宿，众恶其厌秽，拒之不可，令宿门外，中夜闻孩声，乃尼产焉，主者大怒。次早，尼抱孩欲入醮坛观看，众拒之门外，拖曳逾时，尼以孩掷地，鲜血溅地，尼飞入空中，拍掌大笑而去，视孩则葫芦，血则朱砂也，葫芦内有"回仙"两字，乃大惊。（此真是游戏三昧，肉眼俗肠乌能知之？一云道众建醮不虔洁，故戏之耳。理合然也。）

更名显化

回道士

滕宗谅，字子京，谪守巴陵。吕祖诡为"回道士"上谒，风骨耸秀，谈论俊辨，子京异之，口占诗赠之曰：

> 华州回道人，来到岳阳城。
>
> 别我游何处？秋空一剑横。

吕祖大笑，俄不见。子京倩人绘其像，置于岳阳楼。（岳阳祖像盖始于此）

回处士

尚书郎贾师雄奭为太守时，有家藏古镜甚宝，常欲淬磨。吕祖称"回处士"谒焉（一云有道人自称善磨镜），乞试其技。笥中取药少许，置镜上，辞去，曰："俟更取药来。"追之已不见（一云须归取足之，去不复来），但见所寓太平寺扉上，题诗曰：

> 手内青蛇凌白日，洞中仙果艳长春。
>
> 须知物外烟霞客，不是尘中磨镜人。

奭见而异之，知为吕仙，视镜上药，已飞去，一点光明如玉。后复儒冠登武冈谯楼，叹曰："佳哉山水，五百年无兵火，可避乱也。"

回道人

吕祖游长沙，诡为"回道人"，持小瓦罐乞钱，得钱无算，而罐常不满，人皆神之。一日坐市道上，言有能以钱满吾罐者，当授以道，争以钱投罐，竟不满。有僧驱一车钱，戏曰："汝罐能容否？"道人唯唯，及推车入罐，戛戛有声，俄不见。（奇幻）

僧曰："神仙耶，幻术耶。"道人口占诗曰：

非神亦非仙，非术亦非幻。天地有终穷，桑田几迁变。

身固非我有，财亦何足恋。曷不从吾游，骑鲸腾汗漫。

僧益惊疑，欲执之，道人曰："若惜此钱耶？吾今偿你。"取片纸投罐，祝曰："速推车出。"良久不出，曰："非

我自取不可。"因跳入罐，寂然。（更奇幻）

僧击罐碎，有片纸题一诗曰：

> 寻真要识真，见真浑未悟。
>
> 一笑再相逢，驱车东平路。

僧怅然归。次东平，忽见道人曰："吾俟汝久矣。"以车还之，钱皆在，曰："吾吕公也，始谓汝可教，今惜钱如此，不可也。"僧方悔谢不及。（驱车东平路，一作携囊潇湘渡）

回心回心

安丰县娼曹三香，染恶疾，为邸以舍往来客，吕祖伪为寒士托宿，仆以其褴褛拒之，三香曰："吾既立此门户，垢净何择焉。"（此语有见便可度）遂延入，殊礼遇之，居无何，曹疾作，呻吟良苦，吕祖以箸针其股曰："回心回心。"时门外有一皂角树，久槁死，祖乃投以药，即别，翼日树再生，枝叶甚茂。

曹始悟其为神仙，而回心者，吕也。（不止寓吕字，亦是提醒"回心向道，脱离苦海"。）即毁冠服，去粉黛，弃家远游。（信有根源）人为建吕先生祠奉祀焉。

绍兴末，曹忽还乡，颜状秀异，人无识者，乃自言本末，复去。不知所终。（此娼与张珍奴，同为妓女中超群者，宜其同为吕祖化度也。语以"回心"而能回心，须眉不如矣。）

无心昌老

横浦大庾岭有富家子慕道、建庵，接云水士多年，一日众僧建黄箓大斋，方罢。忽有一褴褛道人至。求斋，众不知恤，或加凌辱，道人题词于壁曰：

> 暂游大庾，白鹤飞来谁共语？
>
> 岭畔人家，曾见寒梅几度花，
>
> 春来春去，人在落花流水处，
>
> 花满前蹊，藏尽神仙人不知。

末书"无心昌老来"五字，作三样笔势，题毕竟入云堂，良久不出，迹之，已不见。徐视其字，深透壁后，始知"昌"字无心，乃"吕"仙也。众共叹恍。（词名《减字木兰花》。延云水士多年，真仙至，反觌面失之，误在以貌取人也。）

昌虚中

徽庙时有一道人，自称"昌虚中"，往来诸琳宫，动履怪异，饮酒无量，啖生鱼肉至数十斤，饮冷水数十斛，（数事俱异）天大雨雪，平地七八尺余，自埋于雪中，（更异）旬日不出，雪霁复起，行于浑潭水面，如履平地，又善草书，作枯藤游丝势，一举笔数千，络绎不绝，人争携楮以请，往往不与。

"昌"字虚中，"吕"字也。（一云：内侍言于徽宗，命召之，不得，但于其游息处，得诗曰：

> 遥指高峰笑一声，红霞紫雾面前生。
>
> 每于廛市无人识，长到山中有鹤迎。
>
> 时弄玉蟾驱鬼魅，夜煎金鼎煮琼英。

他时若赴蓬莱洞，知我仙家有姓名。）

无上宫主

全州道士蒋晖，志行高卓，吕祖谒之，适蒋他出，祖题诗于壁曰：

> 醉舞高歌海上山，天瓢承露结金丹。
>
> 夜深鹤透秋光碧，万里西风一剑寒。

末书：无上宫主，访蒋晖作。蒋归惊曰："宫字无上，吕翁也。"追之不可得。（宫字无上，固是"吕"字，然吕祖果位实居无上宫，其《真诰》曰："巍巍无上宫渺渺，清微境是也。"）

宾上人

青城山丈人观黄若谷，风骨清峻，戒行严洁，（是此等人才遇）常以天心符水、三光正炁，治疾良验，得钱帛即以散施贫乏。吕祖自称宾法师上谒，留月余，所作符箓，往往吹起皆为龙蛇云雾飞去，治鬼召将，必现其形，通人言语，足踏成雷，目瞬成电，呵气成云，喷唾成雨，又善画，不用笔，但含墨水喷纸帛上，自然成山川、花木、宫室、禽兽、人物之状，略加拂拭而已。每画得钱，即市酒与若谷痛饮，若谷饮素无量，每为宾客所困。

一日若谷问曰："先生操行异常人，必自神仙中来，还可语吾道否？"曰："子左足北斗七星缺其一，奚能成道耶？更一生可也。"若谷惊曰："宾公殆圣人矣。"盖其左足下，有黑子作七星状，而缺其一，未尝为人所知故也。复问寿几何，吕祖倒书"九十四"字于壁，作两圆相围之，即别去。

始悟作圆相为吕，而宾姓其字也。后若谷四十九岁卒，果符倒书之谶。

谷客

元丰中，东京有道人称"谷客"，与布衣滕忠同饮酒，将起，以药一丸遗滕，滕素有风癖，服之即愈，遂别。

又三年，于扬州开明桥东，遇谷客坐水次，招滕，滕取路跨桥而往，至则无所睹，始悟谷客为洞宾也。怏怏未几卒。

同客人

熙宁中，江南有李先生者，自号同客人，持莎笠纶竿短板，唱《渔家傲》，又为鸣榔之声以参之，音清悲激，如在青霄，其词曰：

二月江南山水路，李花零落春无主。一个鱼儿无觅处，风和雨，玉龙生甲归天去。

人或与钱不受，与酒即不辞，后以甲辰二月终，瘗之，无尸，始悟同客者，即吕洞宾寓意也。（词名《豆叶黄》）

守谷客

崔中举进士，道过巴陵，于寓邸歌《沁园春》乐章，吕祖适以补鞡（即鞋）隐市井间，质其所歌，曰："何曲也？"

崔曰："东都新声也。"曰："吾不解书，子为书吾词。"崔为书其词，曰：

七返还丹，在人先须炼己待时。正一阳初动，中宵漏永，温温铅鼎，光透帘帏。造化争驰，龙虎交媾，进火功夫牛斗危。曲江上，看月华莹净，有个乌飞。

当时自饮刀圭，又谁信无中养就儿。辨水源清浊，金木间隔。不因师指，此事难知，道要玄微，天机深远，下手速修犹太迟，蓬莱路，待三千行满，独步云归。

崔问姓氏。曰："吾生江口，长山口，今为守谷客。"翌日访太守言之，曰："此吕洞宾也。"亟令召之，叩其户，应声渐远，再呼不应，排户而入，阒无人矣。壁有诗曰：

腹内婴儿养已成，且居廛市暂娱情。

无端措大刚饶舌，却入白云深处行。

崔与太守，叹恨而已。

（一云：崔中举进士游岳阳，遇真人录《沁园春》词，诘其姓名。荐之李守，排户而入，惟见留诗于壁云。按原本诗词另载，今并汇入事迹内，便于观。）

吕元圭

吕祖游江夏，诡为吕元圭，往来居民杨氏家，为人言祸福事甚验。一日忽辞去，曰："恶人至矣，吾将避之。"是夕提点刑狱喻某，行部至鄂，首觅吕，已不见，得其平日所与往还者岑文秀，诘其所得，岑曰："无有。"喻厉以声色，将罪之，岑答如故，喻命搜其家，得所遗卷长歌一首，论内丹事，喻省之曰："此吕先生也。"元圭者，折"先生"二字耳；恶人者，谓喻迫之也。

黄袄翁

长沙钟将之字仲山，嘉定己巳，自金陵罢官归舟，次巴陵南津。晡时，俄睹一舟过，中有黄袄翁，风貌奇峻，凝然伫立，熟视仲山良久，仲山窥其篷中无他物，惟船头有黑瓶罐十枚，篷前两青衣童参差立。仲山意其必径渡，既而仅行二丈许，即回棹，而翁已端坐篷后，再熟视仲山良久，俄失船所在。仲山始谓巨商，不与之语，至是恍然惊讶，知其为异人也。

翌日往吕仙祠拜礼，真像俨然，有两青童侍侧，其貌皆所与昨见者肖。仲山自恨凡目不识，感叹无已。周星作《水调歌头》词，有"更似南津港，再遇吕公船"之句，次年卒。

仲山之孙，尝出其祖所绘黄袄翁真示，余诚为清峻绝俗云。（世人俗眼觌面错过者多。武昌飞剑遗亭住持陈道人，一日道过胭脂山，将下山，遇一道人负剑上山，与陈觌面相遇，陈初不觉，继忽思曰："近世道人安有负剑者？得非吕祖师乎？"因回视，已不复见。）

晋谒儒门

谒丁晋公

丁晋公谓倅鄱阳，吕祖作一秀才往谒，曰："吾唐吕渭之孙也，经史百家，无不通究。"因与晋公言，"君状貌大似李德裕，他日出处皆如之。"后晋公果大拜而窜海外，信似赞皇矣。（谓后以女巫事贬崖州司户参军）

谒张参政

张公泊早年家居，吕祖谒之，与张讲《周易》，并言《孟子》存心养性之旨，张自后文章日进。临行索纸笔，作八分书诗一章，微示他日将佐鼎席之意。其卒章曰："功成当在破瓜年。"后果张参政，逾十六岁卒，世以破瓜为二八，盖其谶也。

谒石直讲

石介字守道，为国子监直讲，一方士称"回叟"上谒，袖出诗曰：

> 高心休拟凤池游，朱绂银章宠已优。
>
> 欲待祸来名欲灭，林泉养浩预为谋。

石逊谢，不悟其旨，延以酒食。日将夕，叟辞，石留之宿，曰："吾孤云野鹤，安可留也？"

其后暮年，因贼孔直温谋逆，石尝有书与之，坐贬卒。（介有学行，抗直敢言，祖点化不悟，卒贬死。惜哉！）

谒王岳州

太常博士王纶，守岳州，有回道人上谒，貌清癯，短褐不揜骭，语音清圆。纶问世系，回曰："不必问。"所请教者，奕棋耳。与奕，纶素号国手，至是连负。日云暮，乃酌以酒问何方人，回书诗曰：

> 仙籍班班有姓名，蓬莱倦客吕先生。
>
> 凡夫肉眼知多少，不及城南老树精。

纶惊讶间，已失之矣。庭下烟云滃然，移时不散。（祖谓纶前世系荆州僧，名些，善歌《何满子》，能前知，后示寂坐化，因不得金丹，难免轮回。纶遂告疾还家，精思仙道，遇柳仙，授以成丹及尸解之诀，语出《神仙鉴》。）

谒石舍人

石舍人玉休，因避暑，有褴褛樵夫，持斧而前，眉目秀整，议论清快。石问乡里及世系，曰："老夫生于河南，移居于终南山，吕渭之裔也，所学者《庄子》《老子》，此外无所为。"石曰："终南有何佳处？"曰："佳处甚多。"因举陶隐居诗曰：

> 终南何所有？所有惟白云。
>
> 只可自怡悦，不堪持赠君。

石异之，款留三日，极谈出有入无、超生离死之法。将别，曰："吾将往岳阳。"以丹一粒遗石，服之，年九十余，面如婴儿。（想石亦是有根柢人，故与之言。）

巴陵犯节

吕祖行巴陵市，知太守清酷，欲化之，候其出，故犯其节，前驱执之，太守置诸狱，令书款。日将晡，无一辞，吏趣之，祖谓曰："须我酒醒。"吏曰："汝不忧罪，尚以酒为解耶。"言未竟，忽失去，但遗诗曰：

> 暂别蓬莱海上游，偶逢太守问根由。
>
> 身居北斗星枢下，剑挂南宫月角头。
>
> 道我醉来真个醉，不知愁是怎生愁。
>
> 相逢何事不相认，却驾白云归去休。

太守惊曰："此吕翁也。"夙兴焚香谢过。一日于水盆中见焉，亟召画吏图之，与滕子京本绝类也。（按：《楚志》：宋乾道中，三月三日，有道士纳衣髻鬟，竹笠草履，行乞于市。暮憩澧州元妙观，或卧河洲上，人莫识。一日乘醉过洲西南桥，值乔守出，犯前行，乔怒而执之，将逮以罪。道人曰："吾醉矣，弗能辞。"命下狱，诘旦引问，道人亦无言，乃赋诗云云。书已，遂乘云冉冉而去。乔忧然，始知其为吕仙也。与此微异，并录与此。）

注解：令书款：命令吕祖书写法律文书。款，指法令、规章、条约等条文里分的项目。夙兴，早起，形容勤劳。成语有"夙兴夜寐"。

经从道观

神光绘像

吕祖游山阳神光观，乇笔自绘已像于三清殿北墉，眉目修整，貌古怪，不类世所传，上有北斗七大星，君相被发重圭立，傍作一符，径丈余，书曰："元祐二年作，如知吾下笔处，可以语道。"人以疾刮符服之，往往良已。或见神人仪观甚伟，曰："吾神光符使也。"因欣其暴露，遂以幕区之焉。

游太平观

江州太平观，道士薛孔昭有高志，吕祖访之，（一云称颜道士过访）赠诗曰：

> 落魄薛高士，年高无白髭。
>
> 云中闲卧石，山里冷寻碑。
>
> 夸我饮大酒，嫌人说小诗。
>
> 不知甚么汉，一任辈流嗤。

末书云：回道人同三客，访薛炼师作。始知洞宾并寓其字。（盖回，吕也；同三，洞也；客，宾也。薛后求刘子羽助以炼资，未几化去。）

游天庆观

宿州符离县天庆观，有道士宁玮，少年谈老庄，有奇趣。一日晨兴，有卖药道人至，即吕祖也，仪壮雄伟，往来弥月，因以老庄要旨，授宁曰："吾观禅学，皆出于老庄，纵千经万卷，反覆议论，要自立门户，源流授受，其实皆本于老庄之旨。"宁伏地求度，曰："容再晤。"临别，赠诗曰：

> 松枯石老水萦回，个里难教俗客来。
>
> 抬眼试看山外景，纷纷风急障黄埃。

（已隐寓金兵之乱）后复至，适宁他往，题二绝于扉一曰：

> 秋景萧条叶乱飞，庭松影里坐移时。
>
> 云游鹤驾何方去，仙洞朝元失我期。

二曰：

> 肘传丹篆千年术，口诵黄庭两卷经。
>
> 鹤观古坛松影里，悄无人迹户长扃。

字入木寸余，墨迹不灭。（一云宁归，见诗叹曰："惜缘薄，不能再见。"其诗作大篆，体势飞动，人争刮其字以治疾，良愈。既有老庄要旨之授，便是大缘，不必以缘薄自惜也。）

又天庆观（一作秦州北山观）

吕祖游秦州天庆观，时道流悉赴邻院醮席，独一小童在，祖因索笔，欲书壁，童辞以观堂新修，师戒勿污壁，祖曰："但烦贮火殿炉，欲礼三清。"既往，见殿后池水清波，以爪画壁书曰：

> 石池清水是吾心，刚被桃花影倒沉。
>
> 一到邦山宫阙内，销闲澄虑七弦琴。

末题云：回后养书。壁绝高，非手能及，众叹异，始悟回为吕，后养者"先生"反对也。（按《全唐诗》亦作秦州北山观留诗）

游戏僧寺

山寺艳妇

吕祖尝游山寺，以剑化作一艳妇入寺，僧行纵观，神驰志丧，过云堂前，有一僧方趺坐，独不顾，竟出门，似若不动心者，祖以为可教，既出门，则已候于无人之地，意欲要而挑之。女色蛊人，罪根难灭，此第一障道因缘也。

游金鹅寺

吕祖抵四明金鹅寺，顾方丈萧然，顷有童子出，吕问："此何寥寥？"曰："莫道寥寥，虚空也不著。"遂佳其言，题诗于壁云：

> 方丈有门出不钥，见个山童露双脚。
>
> 问伊方丈何寥寥，道是虚空也不著。
>
> 闻此语，何欣欣，主翁岂是寻常人。
>
> 我来谒见不得见，谒心耿耿生埃尘。
>
> 归去也，波浩渺，路入蓬莱山杳杳。
>
> 相思一上石楼时，雪晴海阔千峰晓。

游庐山寺

庐山开元寺僧法珍，坐禅二十年，颇有戒行，一日定坐，有一道人往谒，问曰："师谓坐禅可了道乎？"珍曰："然。"道人曰："佛戒贪瞋淫杀为甚，方其坐时，自谓无此心矣，及其遇景遇物，不能自克，则此种心，纷飞莫御，道岂专在坐乎。"

因与珍历云堂，见一僧方酣睡，谓珍曰："吾偕子少坐于此，试观此僧。"坐未几，见僧顶门出一小蛇，长三寸余，缘床左足至地，遇涕唾食之，复循溺器饮，出轩外，度小沟，绕花台，若驻玩状，复欲度一小沟，以水溢而返。道人当其来径，以小刀插地，蛇见之畏缩，寻别径，至床右足，循僧顶而入。

睡僧剧惊觉，问讯曰："吾适一梦，与二子言之：初梦从左门出，逢斋供甚精，食之；又逢美酒饮之；因褰裳渡门外小江，逢美女数十，恣观之；复欲渡一小江，水骤涨不能往；逢一贼欲见杀，走从捷径，至右门而入，遂觉。"道人与珍大笑，出谓珍曰："以床足为门，以涕唾为供，以溺为醢，以沟为江，以花木为美女，以刀为贼，人之梦寐幻妄如此。"（明人于此正须看破）珍曰："为蛇者何。"道人曰："此僧性毒多瞋，薰染变化，已成蛇相，他日瞑目，即受生于蛇中矣。可不惧哉。吾吕公也，见子精忧，可以学道，故来教子。"珍遂随之而往，不知所终。（此意恶也。意恶隐而不现，谓之阴恶，故多变蛇蝎之类。阳恶属身业易见，多变虎豹之类。可畏学佛学仙，原要修心，不修心何益？此段事极好，提醒迷人。一云祖后授以丹诀，令潜修于青牛谷，昔洪志乘青牛冲举于此，道成当来引汝。）

开元赠金

袁州开元寺浴室有大井，泉水甘冽，吕祖爱之，留连旬日，因与寺僧款密，僧朴野，待之尽敬，不知其为吕仙也。临行以墨二笏赠僧，藏之箧笥，不复省。

一日李大临转漕江西行部至袁，寻僧问曰："吕先生尝赠汝金乎？"僧恍然曰："我不识吕先生，但前有道人到此，赠我墨耳，初无金也。"出墨示大临，则墨即金矣。大临摩挲骇异，欲以他金易之。僧弗受，但以一笏转赠之，且问运使何自知此？李曰："昨过零陵县，见何仙姑，问吕公动履，何曰，'近吕过此，自言久客宜春，与开元浴室僧相善，喜其有仙风道骨，以金遗之'。吾闻此语，故来验焉。"

旬日吕祖复来，问僧墨何在，僧具以告，吕祖笑曰："此女饶舌。"遂与僧携手出门去，不知所之。（一云祖复至，僧喜迎拜，祖问墨何在，僧具告，曰："大临、王拱宸，皆吾故友也。"遂授僧禅定之理，后亦度世。）

大云会食

吕祖伪为回处士，游大云寺，随堂会食。月余，谓寺僧

曰：“僧馔甚精，但少面耳。”遂去，旬日携少许面至，自炮
设，数百僧皆饱足，僧请处士啜茗，举丁晋公诗曰：“花随
僧箸破，云逐客瓯圆。”处士曰：“句虽佳，未尽茶之理。”
乃书诗曰：

> 玉蕊一枪称绝品，僧家造法极功夫。
>
> 兔毛瓯浅香云白，虾眼汤翻细浪俱。
>
> 断送睡魔离几席，增添清气入肌肤。
>
> 幽丛自落溪岩外，不肯移根入上都。

以丹一粒遗僧曰：“服此可不死。”后僧亦仙去。

市廛混迹

邵城酒市

邵州城外，有老媪开酒肆，一日有吕道人来索饮，偶
无酒，媪以所余浊酒一升与之。道人问价，媪曰：“每升钱
二十。”道人以指点酒，书二十字，于门外一紫石上而去。
徐视，则字迹下透石底几尺余，自是观者如堵，酒肆大售，
后人因其居，建集仙观。

永康酒楼

永康军倪庚，新开酒楼。有一道人至索饮，自旦及暮，
饮佳酝已及石余，众怪，相聚以观。倪需酒金，道人瞪目不

语，颓然醉倒。倪坐守之，曙鼓动，道人忽起，援笔题诗于壁曰：

> 鲸吸鳌吞数百杯，玉山谁起复谁颓？
>
> 醒时两袂天风冷，一朵红云海上来。

末书云：三山道士阳纯作。以土一块掷倪面，走出门，仰望东北一朵红云飞来，抚掌大笑，俄不见。刮视其壁，墨彻数分，视土块，乃良金也，自是酒楼大售，始知阳纯者，乃纯阳也。

汴京茶肆

周世宗时，汴京有石氏，开茶肆，令一幼女行茶，吕祖伪为丐者，日往据上坐索饮，衣服褴褛垢污，殆不可近，女殊无厌恶意，益取上茗待之。父母怒，逐丐笞女，女益待之，月余无厌。一日复来，谓女曰："汝肯啜我余茶否？"女颇嫌不洁，覆之地，忽闻异香，亟舐之，神气爽然。丐者曰："我吕仙也，非真丐者，惜尔不能尽饮吾余，然吾能从尔愿，欲富贵寿考，皆可得也。"女曰："我小家女，不识何为贵，得富寿足矣。"（一云：祖复授以《渔父词》曰：

> 子午常餐日月精，玄关门户启还扃。
>
> 长如此，过平生，且把阴阳子细烹。

复授以口诀。女白于父母，始悔。遍寻之不得）

后女嫁管营指挥（是亦显贵），年百三十五岁终。（得上寿矣。在祖实有愿必从，而亦难得此女久而不厌，信有前缘，非等闲也。一云：祖复至，石氏留之，祖曰："今年彝夏俱大丧，予恐远人未化，将北游以化之。"后石女百廿岁卒。）

长溪饭店

福州长溪县老妪开饭肆，乾道中，有道人来，食毕，以大柴头书壁，作"吕洞宾"三字，光艳奇伟。太守闻之，骑往观，则字已销没，无复余迹。信神笔也。（此太守无缘）

兖州妓馆

宋兖州妓侯姓者，为邸以舍客，吕祖诡服求授馆，早出暮归，归必大醉，逾月不偿一金，侯召啜茶，吕祖曰："吾见钟离先生，谓汝可以语道。"侯不省，以酒饮之，吕祖索饮不已，侯滋不悦，祖乃伸臂示之，金钏隐然，解其一令市酒，侯利其金，曰："饮毕寝此乎。"曰："可。"（祖自有深意）即登榻，鼻驹饱。至夜分，侯迫榻前，吕祖以手拒之，侯亟去，迟明失祖所在，视其身，则手所拒处，吕字彻肌肤，侯感悟曰："此吕仙也。得非宿世一念之差，遂至于此，今其来度我乎？"即短发布服，寻吕祖，不知所终。（一云：遇何仙姑引入终南。观侯妓与琴操闻东坡一转语即日削发为尼，同一果决。具此气慨，自当得道矣。）

广陵妓馆

广陵妓黄莺，有姿色，豪客填门。一日吕祖托为秀才假宿，黄以其褴褛垢污拒之，祖乃题二诗于屏。一曰：

　　　　嫫母西施共此身，可怜老少隔千春。

　　　　他年鹤发鸡皮媪，今日玉颜花貌人。

　　二曰：

　　　　花开花落两悲欢，花与人还事一般。

　　　　开在枝头妨客折，落来地下请谁看？

　　题毕，俄不见。（一云，莺观诗有悟，遂谢客入道。祖复至，语以女金丹旨，教先积气于乳房，大抵以汞为主，以铅为宾，教其"下手速修，俟予北度众生水厄，然后来招子也"。）

东都妓馆

　　有妓杨柳，东都绝色也。吕祖化一道人往来其家，屡输金帛，然终不与杨交接。杨一夕乘醉迫之，道人曰："吾先天坎离，配合身中，夫妇圣胎已结，婴儿将生，岂复恋外色乎？内交之乐，过于外交之乐远矣。"（此言非为妓发，盖欲闻于商英也）杨疑讶其语，时宰相张天觉、馆宾萧姓者，与杨狎，杨以道人言告萧，而萧述于张，剧往即之，道人大呼疾走，径趋栖云庵云堂不出，良久，排闼寻之不见，惟壁上有诗曰：

　　　　一吸鸾笙裂太清，绿衣童子步虚声。

　　　　玉楼唤醒千年梦，碧桃枝上金鸡鸣。

　　询其貌，则张前所见者也。后庵遭兵火，而诗壁增然独存，亦一异也。（《全唐诗》以为题东都妓馆壁）

庵堂赴会

徽宗斋会

宋宣和间，徽宗设斋一千道人，只阙一名，适有一风癫道人求斋，监门官力拒之，其时徽宗与道士林灵素便殿谈话，而道人忽在其阶下，亟遣人令去赴斋。道人以布袍袖，在殿柱上一抹而往，徽宗见而怪之，起身观柱上，有粉字书云：

> 高谈阔论若无人，可惜明君不遇真。
>
> 陛下问臣来日事，请看午未丙丁春。

后靖康丙午丁未，二帝北狩之难，盖已预识于此。（宋徽好道而不知吕祖，犹梁武好佛而不知达摩也。惜哉！一云：帝敬问曰："君非吕仙乎？"曰："臣姓李不姓吕。"忽不见。帝问灵素，林曰："闻有李悌，其状如此。"诏立像于吕祖之侧云。）

青城鹤会

绍兴末，吕祖赴青城山鹤会，憩一卖饼果人家，人不之识也，颇异之。吕祖浓墨大书诗一章于门之大木上曰：

> 但患去针心，真铜水换金。
>
> 鬓旁无白发，骏马去难寻。

盖寓"吕洞宾来"四字，笔势伟劲，光彩殊常，取刀削之，深透木背，吕祖已不见。时士人关云祚者见之，即绘其像，乃一清癯道人也。是后饼果大售。

潭州鹤会

潭州兵马都监赵不闲，淳熙九年四月十四日，作鹤会，一道人不知所从来，摄衣升阤，不与人揖，径入知堂房内不见，但于几上得一幅纸，书绝句云：

> 这回相见不无缘，满院风光小洞天。
>
> 一剑当空又飞去，洞庭惊起老龙眠。

末题"谷客书不闲"。录呈朱晦庵详之。朱子曰：此吕洞宾也。

绍兴道会

会稽山绍兴癸丑道会，有道人携凉笠而至，会散，乃挂笠于壁，无挂笠之物而不坠。题诗云：

> 偶乘青帝出蓬莱，剑戟峥嵘遍九垓。
>
> 我在目前人不识，为留一笠莫沉埋。

后始知其为吕仙也。

贾相斋会

贾平章母，两国夫人，设云水道人斋，忽有群道人拱一孕妇将产而来，斋未罢，产婴在地，群道人即扶女子而去，只留婴儿在地，众人扶起婴儿，乃一剑袋也，始知吕祖为此，以戏凡俗云。（此等事亦因似道奸恶，戏以惊醒之耳。）

白云挂搭

吉州旧有白云堂，在龙庆寺边，尝有道人在堂挂搭，喉下复有一口，（幻极）以吹铁笛，吹讫，复塞以纸，笠上题两句诗："一声吹动斜阳外，唤起江湖万里心。"小孩群尾其后，辄将铜钱撒地，使竞取之，后题一诗于白云堂后云："牵牛与织女，依旧白莲堂。"遂去，皆莫晓其意。后郴州寇李元砺反，白云堂闭门，不容挂搭，以防奸细。三年后复开，开之日，乃七夕后一日也，始悟其诗，及悟二口，"吕"字也。

江州挂搭

江州瑞昌县，潘安抚道场，尝有道人至，求挂搭，无包无伞，仅有一笠，褴褛村俗，直堂鄙之曰："你无伞无包，奈何挂搭？"道人云："既不许挂搭，觅一茶即去。"直堂令之坐，及出，则道人反坐主席，直堂怒曰："不知宾主礼，做甚道人。"道人不揖而去，遗下一笠，直堂不能举，遂会众讽经谢罪，遂举其笠，地上有"吕"字。人病，取土煎汤，服之立愈。数年间，遂成一井，水泡上结成"吕"字，划开复聚，至今尚存。

丹药济人

绛纱裹药

东京一岁，民大病疟，有老姥家鬻茶，子孙皆病。一日有道人来，姥善待之，以子孙病为请，道人曰："翌旦待我。"姥早赴待之，道人绛纱裹药曰："病发者使执之，自愈。一丸可愈百人，过百人即不验矣。"姥从之，子孙皆愈，遍疗及百人满，果不验矣。

姥折囊已不见药，但有书"吕洞宾"三字而已，方知遇吕祖也。

孝感救母

桐庐有通守，忘其姓名，以母病发背，百方不瘥，祈祷备至，感吕祖夜梦之曰："公至孝感天，命余救拔，若迟一日，不可复疗。"乃授以灵宝膏方：括蒌五枚，取子；乳香五块，如枣大。二味各研细末，以白砂蜜一斤，同熬成膏，每服三钱，温酒化下。通守市药，治服即愈，后以施人立效。（览者照方施济，亦属美事）

赵州医跛

赵州贫民刘某，病跛二十年，每夕炷香祷天。一日有道人，手携铁瓢，谓刘曰："可随我行。"刘随之行二里许，指地下曰："此下深三尺余，有五色石。"试掘之，果得一石，大如弹丸，五彩殊常。道人曰："子可持归，暴露九日，细末。以木瓜皮煎汤服。俟愈，可来城东驻云堂东廊第三间左壁上，再相会。"

及刘疾脱然愈，即往寻之，但见壁上有吕祖相携飘云。

（相传鄂城濒阳，有一贫妇，素患瘫病，每日膝行至桥上乞钱，一日遇一道人过，见而问之，妇曰："夫故，遗姑年八十余，来此丐些钱米，以养姑耳。"道人闻已，遂将所执棕拂子谓妇人曰："汝试牵此起身来。"妇果牵之而起。又曰："汝试再随我行。"妇人即随之行，不数武，妇疾大愈，如平人。妇曰："先生何处住，我好来叩谢。"道人曰："我在某氏楼上。"妇归，姑见骇问，具告以故。次日，姑媳寻至其家楼上，盖所奉孚佑帝君相也。因留彼处，看侍香火，以终身焉。此亦妇之孝念有以感之，不仅愈其疾，且有以资其生，其慈悲为何如耳。）

江陵医眼

江陵傅道人，（名升）事吕祖像甚谨。乾道中正旦，有一客方巾衣袍入，共语良久，招之同饮，傅从之。自是旬日一来，时傅目昏、多泪，客教服生熟地黄，切焙，取川椒，去枝，目及闭口者，微炒，三物等分，炼蜜丸。空心，盐米饮下五十丸，傅服之久，能视细物。追思容貌，宛类所事吕祖像，自是奉事益虔。

岳阳货药

吕祖游岳阳，诡名货药，一粒千金，三日不售，乃登岳阳楼，自饵其药，忽腾空而立，众方骇慕，欲买其药。吕祖笑曰："道在目前，蓬莱鹿步，抚机不发，当面蹉过。"乃吟诗曰：

> 朝游北越暮苍梧，袖里青蛇胆气粗。
>
> 三入岳阳人不识，朗吟飞过洞庭湖。

（此诗见吕祖《指玄》下卷。北岳一作"碣石"。一云：吕祖于白鹤山池中，招巨蟒为剑，游岳阳货药。）

成都持丹

成都药市，日有道人，垢面鹑衣，手持丹一粒，大呼于市，曰："我吕洞宾也，有能再拜我者，以丹饵之。"众以为狂，（肉眼无知）相聚笑随之，道人往还数四，竟无拜之者。道人往坐五显庙前火池上，儿童争以瓦砾掷之，道人笑曰："世人欲见吾甚切，既见吾，又不识吾，亦命也。"吕乃自饵金丹，俄五色云周身，有顷不见，众共悔恨，晚矣。

昔有当商，极慕吕祖师，朝夕拜祷，颇虔洁。一日吕祖化一贫道人，将敝袍一件，欲质钱，商捏袍袖内有钗一枝，意道人必不知也。遂将衣质钱去，及取钗出。内有纸一幅，书云：

> 今日忆，明日忆，忆得我来不相识。
>
> 钗子留得作香钱，从今与你不交易。

此正吕祖所谓"世人欲见吾甚切，既见吾，又不识吾"。商后见所书悔恨，与此众共悔恨，一也。

觉能得丹

黄觉能有诗名，一日送客东都门外，旅次见一羽士，携有酒肴，呼羽士共享之。毕，羽士举杯，撷水书"吕"字，且曰："明年江南见君。"明年果调官江南，复见吕祖，与以大钱七，其次十，又其次小钱三。曰："数不可益也，吾以药数寸遗子，岁旦以酒磨服，可一岁无病。"觉如其言，至七十三岁，药亦垂竭，卒于东京。（正符钱数）

德成得丹

李积字德成，能医，盛寒时，遇一贫窘道士，衣单衣，无寒色，与李入酒肆，自据主席，李怪之。店者曰："交钱取酒。"道士指店中取三酒瓶，曰："中各有一升酒钱。"店者视之，果然，乃以三升酒与之。道士酌酒饮李，止取一瓶，二瓶自竭，与李曰："此小术耳，吾吕洞宾也。"李惊喜，道士书一绝曰：

> 九重天子寰中贵，五等诸侯门外尊。
>
> 争似布衣狂醉客，不教性命属乾坤。

以药一粒遗李曰："服此当享高寿。"即别去。李服药，发不白，齿不落，百七岁而卒。（直言无隐，李信有缘。）

金陵治瘘

金陵万与石，尝病瘘疾，左半手足不能动履者数载，百法治之不愈。夕偶出城南，有道人自普德山来，云："尔何苦此乎？"因以其疾告之，谓人以为偏枯。道人颔之，以手按其患处，忽觉痛酸，曰："是岂得为偏枯？行当自愈矣。"
问其姓号，曰："我乾姓，号思屯，寄寓于清源观。"遂与
言乾坤屯蒙之旨，为天地君亲师之位，皆世人所不经道。万
归，其疾顿释，步履如初，乃以其事白诸友。皆曰："乾者，
阳也；思为系；屯为屯。得非纯阳乎？"万因复出访之，竟
不得其所在，惟吕祖之像居焉。此乾隆庚午十一月事也。

景物题咏

牧童赋诗

钟传弱翁，帅平凉，吕祖幅巾衣白绤衣，上谒。有牧童
牵黄犊随之，立庭下，弱翁异其气局闲雅，指牧童曰："道
人能诗可赋此乎？"道士笑曰："不烦我语，是儿自能之。"
牧童乃操笔大书曰：

> 草铺横野六七里，笛弄晚风三四声。
>
> 归来饱饭黄昏后，不脱蓑衣卧月明。

既别，人皆见其担二大瓮长歌出郭，或报弱翁，曰：
"瓮二口，此吕公也。"亟追之，不复见矣。

七夕题诗

宋元丰中，吕惠卿守单州天庆观，七月七日，有异人
过，书诗于纸一曰：

四海孤游一野人，两壶霜雪足精神。

坎离二物君收得，龙虎丹行运水银。

二曰：

野人本是天台客，石桥南畔有旧宅。

父子生来有两口，多好歌笙不好拍。

惠卿婿余中，解之曰："后篇第一句，宾字也；石桥者，洞也；两口者，吕也；第四句，吟也。吟此诗者，其洞宾乎。"

（一本绝句，后有《渔父词》曰：

万劫千生得个人，须知先世种来因。

速觉悟，出迷津，莫使轮回受苦辛。

后又遇吕祖，祖曰："吾以宗姓，故来度子，今观子所为，非吾徒也。"遂去。）

黄鹤楼诗

武昌守倅，一日对弈，有道人不通姓氏，直前曰："吾国手也。"守试与弈，才下仅八子，即曰："太守负矣。"守曰："汝子未盈局，安知吾负？"道人曰："吾子已分途据要津矣，是以知之。"已而果然，如是数局，守皆负。

俄拂袖去，不见。守令人寻之，闻在郡治前吹笛，才至郡治前，则闻笛声在东，至东则闻在西，至西则闻在南，至南则闻在北，至北则闻在黄鹤楼前。道人走往石照亭中不见，但见亭中有诗曰：

黄鹤楼前吹笛时，白蘋红蓼满江湄。

衷情欲诉谁能会？惟有清风明月知。

末书一"吕"字。

（改名吕仙亭。按《楚志》载此事云：一日太守与客对弈，俄有一道人过曰："太守弈败。"已而果然。太守惊，使视之不见，惟吕仙亭壁上，题诗一首曰"黄鹤楼中吹笛时"云云。墨迹未干，始知其为吕仙也。与此少异，今诗勒石碑于仙枣亭外。）

因缘会遇

何仙遇道

何仙姑，零陵市道女也。年十三岁，随女伴入山采茶，俄失伴独行，迷归路，见东峰下一人，修髯绀目，冠高冠，衣六铢衣，即吕祖也。仙姑始仆仆亟拜之，吕祖与一桃曰："食此尽，他日当飞升，不然，止居地中也。"仙姑仅食其半，祖指以归路，仙姑归，自谓止一日，不知已逾月矣。自是不饥，无漏，洞知人事休咎，后尸解去。

吕祖尝谓仙姑曰："吾尝游华阴市中卖药，以灵丹一粒，置他药万粒中，有求药者，于瓢中信手探取入手，而此丹入手即坠，因叹世间仙骨难值如此。"

（一云：仙姑入山采茗，遇吕祖传以修养，复与金丹服之，引见钟祖，携入蓬莱，拜木公、金母，金母带回园苑，令扫蟠桃落叶，因往来人世。一云：姑广州增城县何泰女，梦神人教食云母粉，得身轻。武后遣使召赴阙，中路失去。景龙中，白日升仙，天宝九年，见麻姑坛。）

跛仙遇道

长沙刘跛仙，遇吕祖于君山，得灵龟吞吐之法，功成，归隐岳麓，自顷号潇湘子，常侍吕祖，往来抱黄。吕祖数游城下，有诗曰：南山七十二，独爱洞真墟。

后有郑思者，遇跛仙于清泰门外，相与俱仙去。

道友讲经

陈淡然，富而儒者也，性慕道，延云水士多年，竟无所遇，吕祖诡为佣者，为治圃岁余，所作工役，力过常人。陈爱之，然止以佣者待之而已。

一日，陈与一道友讲《阴符经》，至"人发杀机，天地反覆"，未晓"杀机"之旨，吕祖从旁抗声曰："生者不生，死者不死，已生而杀生，未死而学死，则长生矣。"（数语直捷了当，惜陈不能请益）陈大惊曰："汝非佣者耶？谁教汝为此言。"既而诘之，则复缪悠其辞，不可解。道友曰："田野村夫，定于何处，窃得此语耳，非实通晓也。"（陈之遇而不遇，误在此友）居无何，忽辞陈曰："吾将远行，明年五月五日午时复来也。"既去，寂然。

陈有乡人，客于巴陵，遇之曰："为我寄语陈公，我吕洞宾也。始意公可授道，徐察之则不然，吾不复来矣。"言讫，走入吕仙亭竹林中不见。明年端午日午时，陈暴卒。（遇而不得授道，与不遇同也。惜哉！）

补遗

因道书全集有未尽者，复采《神仙通鉴》诸书补入。

台州退涨

宋夏竦为台州郡佐时，山水横发，率僚属祷于山椒，忽见黄衣道人，冒雨而来，衣不沾湿，目竦曰："若遂修道，可登真箓。"竦不答，道士笑曰："亦须位极人臣。"言讫而去，水亦随退，始悟其为吕祖也。后竦果居鼎铉。

显化四彝

宋建隆初，四彝未宾服，吕祖每现三头异像，上鹤头，中狮首，下本像，六臂，左提飞龙剑，右执珊瑚尺，中两手结无遮印，左五雷诀仰，右剑诀覆，衣黄道袍，盘坐黄鹤上，以法相喝服诸酋，化导归中夏。以息干戈，恤民生。

海蟾得道

刘海蟾，初名操，字宗臣，燕山人，以明经擢甲第，任燕为卢龙司马，累迁至相位，平昔好谈性命，钦崇黄老，及刘守光僭称燕帝，解印绶去，作诗曰：抛离火宅三千指，屏去门兵十万家。

遂改名玄英，号海蟾子，遍游访道，遇吕祖授以金液还丹之要，乃遁迹修真，得成仙道，游行尘市，远泛秦川，陶真太华，溷形青城。

上灶得度

吕祖初得道，自终南鹤岭，回乡里省墓，偶步南郊蒲阴村，见一人坐柳树下，性极通灵，问其从来，知即行童寄儿后身也。祖因曲为点化，付丹服之，易其魔相，令守炉执炊，呼曰郭上灶。（按《望江楼自记》曰："吾所度者何仙姑、郭上灶。"其即此耶？或又以为柳仙，后随祖隐显化度。）

长安市药

宋建隆初，吕祖化一老翁，卖药长安市中，常携一大葫芦，人有疾求药，不计钱有无，皆与之，立效。或戏问："有大还丹否？"曰："有，一粒一千贯。"或以为狂，（俗情如是，不知千贯易尽，大丹难求。）每于城市笑骂人曰："有钱不买药吃，尽作土馒头去。"一日抖擞葫芦已空，内剩一丸极大光明，安掌上，谓人曰："百余年，无一人肯把钱买药吃，哀哉。"遂自投于口，足下五色云起，望东南而去。人始叹悔不及。（当面错过，总是无缘。）

王公槐券

宋参知政事王旦，父祐，虔奉吕祖像。一日，祖来谓曰："君家世积德，子孙致位三公，当树槐为券。"祐乃植三槐于庭，后旦果大拜。（人知王氏三槐堂，苏公有记，而不知为吕祖教之树也。）

秦州货墨

吕祖往来陕地，假为货墨，至凤翔，入天庆观，作诗题壁曰：

> 得道年来四百秋，不曾飞剑取人头。
>
> 玉皇未有天符至，且货乌金混世流。

后去游西川。（原评：寓言未遇第一等人。）

再谒子京

滕子京守巴陵，吕祖称"吕处士"再谒。子京与论名胜，引道经云："'两火一刀可以逃'，的系何所？"祖曰："言测中诸山可以避灾，故汉晋以来，多隐逸之士，括苍、天姥，是其处。"子京曰："按会稽籍，天姥在剡之东鄙，接天台华顶峰，既入括州，何云吴地？"曰："禹导吴江，会诸侯于祁山，秦置会稽郡，属吴，其郡治多灵异，老子《枕中记》言'吴之华山可度难'。山半有天池，产千叶莲，服之羽化。"信宿别去。

曹仙得度

曹仙名景休，曹皇后弟，彬之孙也，耻其弟景植倚势不法，伏罪，遂隐迹山岩，葛巾野服，矢志修真。

一日，吕祖同钟祖来，问曰："闻子修养，所养何物？"对曰："养道。"曰："道何在？"曹因指天。曰："天何在？"曹又指心。二师笑曰："心即天，天即道，子亲见本来矣。"遂授以还真秘旨，令其修炼，未几道成。二师引之而去。（曹祖兄弟，一好道成真，一作恶丧躯。何性之相远至此？盖与柳下、司马叔向兄弟同一辙者也。）

孝感遇仙

鄂州治南吕仙亭前有枣树，相传自唐以后未尝结实。一日吕祖偶憩其下，忽有实如瓜，（不异安期火枣）太守命小吏采而进，（何不自往）吏性至孝，亲死无倚，祖教其私啖。吏从之，食毕，即飞去。因改名仙枣亭。（惟平素至孝，故得感祖点化，教食太守之命，讵非冥冥中有使之者乎？至今枣树尚存。）

参谒黄龙

吕祖至武昌黄龙山，值海机禅师升座，祖登擂鼓台听讲，师诘座下何人，祖曰："云水道人。"师曰："云尽水干何如？"祖曰："暵杀和尚。"师曰："黄龙出现。"祖曰："飞剑斩之。"（世因此语作为传奇，有飞剑斩黄龙之事。昔柳真人曾辨此事，谓答机锋。信然。）师大笑曰："咄！固不可以口舌争也。"遂与指明大道，祖因呈偈曰：

弃却瓢囊摵碎琴，大丹非独水中金。

自从一见黄龙后，嘱咐凡流著意寻。

遂拜礼辞去。（大丹非独，《全唐诗》作"如今不恋"。嘱咐凡流著意寻，全书作"始悔从前错用心"。祖师证圆通佛果盖本于此。）

会邵谈易

邵康节先生，精于《易》理，一日静坐，忽见风过，占之，遇兑，再占外卦，复遇兑，喜曰："吕先生至矣。"（盖兑为口，两口，吕也。兑又属西方庚辛金，亦是纯阳）俄而一道人至，邵叩其道，道人曰："既知我来，必知我去，《易》理通晓，就中探之可得。"因授以口诀，邵依法修之，遂得尸解。（邵虽从祀圣庙，名列宋儒，其实于仙品，已证真人，位居南宫。）

游智度寺

吕祖南游韶郴，下湘潭，至江滨，闻智度寺慧觉禅学，性源淳洁，与促席对坐，谓曰："收光内照，一衲之外无余衣，一钵之外无余食。远生死岸，破烦恼壳。方今佛衣寂寂无传，禅理悬悬几绝，扶而兴者，其在吾师乎。"作偈赠之曰：

达者推心兼济物，圣贤传法不离真。

请师开说西来意，七祖于今未有人。

（自昔佛祖俱只传法，惟达摩神光，一系西域，一属东土，特加传衣以表信。偈曰："一花开五叶，结果自然成故。"衣止六祖不传。六祖之后，若青原、南岳、永嘉诸尊师，皆传佛正印，绍佛慧灯，五宗而下，代有传人。此云"七祖于今未有人"，盖推尊觉公之意。观者勿真谓六祖以下无人也。）

谒陈处士

隐士陈烈，年高有道，神宗遣使召之，辞不赴。吕祖常与往来论道，适召使至，祖赠以诗曰：

> 青霄一路少人行，休话兴亡事不成。
>
> 金榜因何无姓字，玉都必定有仙名。
>
> 云归入海龙千尺，雪满长空鹤一声。
>
> 深谢宋朝明圣主，解书丹诏诏先生。

后烈卒，祖复吊之曰：

> 天网恢恢万象疏，一身亲到华山区。
>
> 寒云去后留残月，春雪来时问太虚。
>
> 六洞真人归紫府，千年鸾鹤老苍梧。
>
> 自从遗却先生后，南北东西少丈夫。

（烈见王安石行青苗法，作诗讥之，遂隐居不仕。卒后，有见吕祖偕之而去者，想亦尸解也。）

谒张天觉

张商英，字天觉，为相，有伛偻道人，及门求施，商英不之礼，戏问有何术。曰："能捏土为香。"即于阶侧取泥，捏而焚之，奇香酷烈，烟罢，骨道人不见。案上留诗一章：

> 捏土为香事有因，世间宜假不宜真。

> 皇朝宰相张天觉，天下云游吕洞宾。

商英自恨不识，（悔之晚矣）从此格去非心。（凡神仙炼金丹必资土釜，故仙师恒以土为香，以墨为金，亦土能生金之义，合和四象，交合中黄，大丹既成，香透九霄，复何疑哉！惜天觉之不悟也。）

吴兴妓馆

吴兴妓张珍奴，色华美，性淡素，每夕沐浴更衣，炷香告天，求脱去，甚切。吕祖化一士人访之，珍见风神秀异，礼敬殊甚，往来月余，珍曰："荷君眷顾已久，独不留宿，何也？"士曰："固自有意。"因问："汝每夜吁天，实何所求？"珍曰："失身于此，又将何为？但自念入是门中，妄施粉黛，以假为真，讴歌艳曲，以悲为乐，每叹世之愚夫，睹我如花，情牵意惹，非但丧财，多致殒命，妾罪愈重。惟昕夕告天，早期了脱。"士曰："汝志如此，何不修道？"珍曰："无从得师。"士曰："吾为汝师，可乎？"珍即拜叩，士曰："再来可也。"遂去。珍望不至。作词曰：

> 逢师许多时，不说些儿个，安得仍前相对坐？

> 懊恨韶光空自过，直到如今闷损我。

士至，见词，续韵曰：

> 道无巧妙，与你方儿一个，子后午前定息坐。

> 夹脊关并昆仑过，这时得气力，思量我。

复与太阴炼形丹法。临别，作《步蟾宫》一词与之曰：

> 坎离震兑分子午，须认取自家宗祖。

> 地雷震动山头雨，待洗濯黄芽出土。

> 捉得金精牢闭固，炼甲庚要生龙虎。

> 待他问汝甚人传，但说道先生姓吕。

后黄觉能为湖州守，询诸妓能为道情词曲者，珍以前词奏之，黄讶曰："吕仙师曾过汝乎？"珍具述所以，遂得脱籍。珍自是佯狂丐于市，投僻地密修。逾二年，尸解去。

法真求度

吕祖游华阴，一道者伏地拜迎，祖曰："子何为也？"对曰："仆乃刘法真，昨见黄云渐近，今犹覆顶，知有圣真降临。"（此与关尹紫气何异）祖因问所从来，刘具述天宝中，同人入寿春作茶，遇一老僧，令往五台，心虑其远，僧乃邀入兰若，发心出家，二十余年，后知僧即文殊菩萨。一日谓曰："有大魔起，必索汝等。"令众各散去，仆后居云台华阴观为法师，嗣遇仙张公弼，邀入石洞，寻亦别去，每恨遇佛仙而心不坚，遂成腰疾，望圣临救拔。祖曰："子之道业，过半为心无定向，今仍往拜求普贤，则大行成矣。予亦欲往蜀中。"法真即随至青城山别去。（法真虽未即得道，然自唐至宋，历数百年，其为法师，颇著灵异。）

重阳得道

王重阳真人，名中孚，字允卿，家世咸阳大魏村人，政

和壬辰年生，初举武甲科。年四十七，解组归，弃妻子，拂
衣尘外。己卯岁，游于终南，遇吕祖同正阳，因再拜求道，
密授口诀，有诗曰"四十八上始逢师"之句。次年，复遇于
醴泉观，更授金丹直旨，为更名嘉，字知明，号重阳。

二师去，重阳穴居以修。道成，出关东游，度马丹阳、
孙不二夫妇，并丘处机（号长春子）、刘处玄（号长生子）、
谭处端（号长真子）、王处一（号全阳子）、郝大通（号广宁
子），是为七真。

禅寺植樟

吕祖过华亭北禅寺，手植樟树于殿后，数年樟死，复来
取瓢内药一粒，瘗诸根下，樟复活，叶叶俱瓢痕，人始感
悟，因号吕公樟。

枯鱼复活

靖康时，楚州孙卖鱼者盛暑，吕祖遇于市曰："汝鱼馁
矣，饮我可使活。"遂饮以斗酒，与言竟日而去，视鱼果活。
孙自是通晓古往事，决人祸福辄应，后入钵池山，不出。（与
神仙会谈之妙。想是修真，盖竟日所谈，真口诀也。）

廷直遇仙

宋末，饶廷直，字亮公，衡南城人，登进士，尝过黄鹤
楼，闻笛声，寻求，遇吕祖，授静功秘诀，不欲仕，不近妻
妾，翛然端居无为。

祖复至曰："且须再世，得闻妙理。"因携之游南岳绝顶

上，有二道士，逊坐问曰："昔有道长蓝养素（即采和）入岳，云已得大还丹，在此温养，一日抚掌大笑，顶开，霹雳一声而化，求指教。"祖曰：

> 九年火候直经过，忽尔天门顶中破。
>
> 真人出现大神通，从此天仙可相贺。

此则金丹大事已毕也。遂去，饶后无病而逝。

唐女得度

严州唐氏女广真，既嫁，得血疾，梦道人与药服之，愈，自是入道。初往苏谒蓑衣何真人，何称之为仙姑（号无思道人）。一日饭次，忽昏兀如醉，两夕方苏，言为吕祖同曹混成二仙唤去，引至海边，随游洞府。吕祖又令至庐山，子虚真人洞中学书，写大字诗二百余篇。吕祖问曰："汝欲超凡入圣耶？身外有身耶？留形住世耶？弃骨成仙耶？"对曰："有母在，愿尽孝道。"祖曰："如是，则且留形。"遂以丹一粒，分为四，投盘中，得其一吞之，遂苏。自是辟谷，以符水治人疾，良愈。后吕祖至严州度去。

榴皮画壁

熙宁元年八月十九日，湖州归安县，沈思（字持正）隐于东林，因名东老，能酿十仙白酒。一日有客，自称"回道人"，长揖东老曰："知君白酒新熟，愿求一醉否？"公命之坐，徐观其目，碧色粲然，光彩射人，与之语，无不通究，知非尘埃中人也。因出与饮，自日中至暮，已饮数斗，殊无酒色，回曰："久不游浙中，今为子有阴德，留诗赠子。"乃劈席上榴皮画字，题于庵壁云：

> 西邻已富忧不足，东老虽贫乐有余。
>
> 白酒酿成缘好客，黄金散尽为收书。

（见《王会回仙碑》。按《苏东坡诗集》，有和诗三首：

> 世俗何知贫是病，神仙可学道之余。
>
> 但知白酒留佳客，不问黄公觅素书。
>
> 符离道士晨兴际，华岳先生尸解余。
>
> 忽见黄庭丹篆句，犹传青纸小朱书。
>
> 凄凉雨露三年后，仿佛尘埃数字余。
>
> 至用榴皮缘底事，中书君岂不中书。）

拱极遇仙

江北陆西星，遇吕祖于拱极台，嗣后常至其家，传《阴符》《道德》之秘，因注黄老参悟诸书，名曰《方壶外史》。吕祖又命两仙童，受业于陆，偶与戏嬉，童子飞空而去，吕祖仍至，索纸题诗，以指代笔，末有云："每一下阶，众仙为之侧目。"自此仙迹杳然，陆氏子孙，至今珍藏此卷，书尾犹带指上罗文。

梦仙除瘤

橘斋左氏丞，夙病眉瘤。初至馆楼上，梦仙拭面而瘤脱，既觉，往谒吕仙亭，物色如所见。

闻笛愈风

平章忽剌斛夫人，秃蒲伦氏，患头风，日夜望仙祷祈，已而闻笛声，皆曰仙笛也，公曰："仙有灵，当再闻。"及夜，笛声起墙外，自是夫人起居如初。

遗金化石

江夏吕公洞前，有军巡夜，逢三人衣冠甚古遗，黄金片片，携归，光彩焕发。官觉收之，则皆化为石，命藏之军资库焉。

石上桃痕

武昌省会西城外黄鹄矶石上有桃痕，相传吕仙假卖桃以验众，售者第云归遗椁子，无有言及父母者，吕感忿，掷桃于石而去，其痕至今存焉。

诗赠笠翁

康熙辛亥夏，吕祖降乩于寿民佟方伯之寄园，正在判事，李笠翁（名渔）忽过之，方伯曰："文人至矣，大仙何以教之。"吕祖云："笠翁岂止文人，真慧人也。正欲与之盘桓，可先倡一韵，吾当和之。"因呈绝句一首云：

今古才人总在天，诗魂不死便成仙。

他年若许归灵社，愿执诸君款段鞭。

吕祖和云：

闻说阴阳有二天，诗魔除去是神仙。

相期若肯归灵窟，命汝金门执玉鞭。

复赠一绝云：

> 潇洒文心慧自通，无端笔下起长虹。
>
> 波平云散停毫处，万里秋江一笠翁。

诗示天基

维扬石天基惟喜念佛，日常不辍。一日游虎丘后山绝顶，殿宇辉煌，傍有静室，供吕祖像，梁中以丝线挂木笔一支，其下承有沙盘方，几傍坐老翁。因问："设此何为？"翁曰："凡有疑事启问。"即虔诚默祷，用符咒代请吕祖降乩，自临判断，因焚香默叩，以时常念佛，有无功效，求明示。

少顷，见悬空木笔，即自运动，遂判云：

> 念佛虔诚便是丹，念珠百八转循环。
>
> 念成舍利超生死，念结菩提了圣凡。
>
> 念意不随流水去，念心常伴白云间。
>
> 念通窍妙通灵慧，念偈今留与汝参。

末书：纯阳道人，赐扬州天基石子佩悟。

鹤矶示现

武昌涵三宫，会首顾行恕、吴一恕等三人，叩求吕祖现相，许以翌日赴黄鹤楼下相候。三子次早赴楼前静候良久，游人杂沓，无从物色。傍午有一人，于太白亭前，背手徐行，三子亦忽之。俄见一老翁，须鬓皤然，意必有异，就与语，仍无奇。至薄暮，怅惘而归，以为诳我。后示一绝云：

三生石畔殷殷望，太白亭前款款行。

春色不知何处去，空余皓首说幽情。

始悟亭前独步者，即吕祖也。

古文墨迹

顾行恕，又一日自涵三宫赴馆，途遇一道人与之语。顾赴馆心急，不暇接言，辞去，及至馆。诸徒诧异曰："先生今日何以衣裾皆香？"顾亦不觉，视案上古文前，书"莫儿戏，回道人过此"数字，笔势飞舞，墨迹尚新，方悟吕祖降神所书，众未之见，而途中所遇之道人，盖化相也。

翌日述诸会友，无不叹羡，会中傅敬恕，宝而藏之。

（鄂州飞剑遗亭，为吕祖道场，屡著灵异，尝伪为丐者，诣亭卧祖龛座前，众以其垢秽不堪，呼之令去，及去后，方知，则追悔无及。又一日，天大雨雪，伪为京货郎，憩亭上，作避雪状，以手拂衣，旋出亭外，使人视之不见。时雪甚厚，无足迹，始知其为吕祖也。夫自古神仙众矣，惟吕祖时而金阙，时而洞天，属以度人愿重，游行宇内，或现相，或降笔，神通妙用，千变万化，不可胜言，嘻，盛哉。）

第十六章　吕祖诰

唐朝秀士，家世垂绅。号为纯阳，派列洞宾。身衣黄服，头戴蓝巾。枞扇根根藏造化，丝绦节节定乾坤。天地视之一粒，万物渺如微尘。饥餐山柏，渴饮涧清。产体于中秋之月，八月初四日降神；炼丹于季春之候，三月十八日修行。证果六阳，谁识仙体？飞升九月，实我功成。受正阳之秘旨，作大罗天之天真。任凡间迅风骤雨，随朝市白昼黄昏，只管我伐毛洗髓，不受他利锁名绳。功名富贵，视如浮云。举世皆沉迷于酒色财气，惟予能参破乎清静玄门。黄鹄矶头，曾作卖桃之客；洞庭湖口，素传度柳之名。古今称羡，华夷感恩，济人利物，起死回生。至聪至明，至仁至圣，启玄阐教，收缘救劫。上终南山，中方上八仙洞，吕太史纯阳家主，正阳一派天尊。

又

至心顶礼洞中仙，求得灵丹度下凡。如见尊颜来蓬户，不厌苹蘩与菲筵。降下青鸾飞渺渺，骑来黄鹤羽翩翩。黄服蓝巾枞扇子，一瓶葫芦系腰间。饥来不爱人间食，渴后惟贪饮涧泉。功名富贵犹云逝，利锁名缰脱苦关。朝朝暮暮闲游视，观见众生实可怜。刀兵水火流亡厄，老幼沟渠骨障天。有难急急求拜祖，叩之即应护身前。若要求男并求女，投诚归命赐儿传。若祈长寿登仙果，至诚礼拜得增延。若逢病患缠绵汝，焚香恳祈即速安。路中急难无求救，殷勤叩祝在身边。即时请来即时应，随刻呼来便降坛。发下大愿三十种，第一愿结众人缘。老祖原来不负汝，汝亦念念把心坚。太上勅吾来度世，律令勅汝土神言。一家须保无灾厄，成就上帝济人丹。纯阳上洞真人，兴道护世，收缘救劫天尊。

又

慈肠度世，体天行道，位居震宫之上，法演无极之妙。道包天地，德冠古今。本来先天之质，复产下界之身。圣父获丹药而得孕，仙母凝紫光而诞体。八月初四临凡，四月十四上升。作人天之眼目，为三界之医王。以乾坤为住宅，得阴阳为配偶。湖海常作杯斝，山岳每为棋局。日月是灯炬之光，星辰运百脉之灵。大道难穷，微妙莫尽。大悲大愿，至孝至慈，祖师三教主宰，宏仁普惠帝君。

又

咸通及第，赐宴琼林。受君命而两坐琴堂，避巢兵而一家归隐。终南遁迹，山麓韬光。文章饱蕴于心胸，道妙包罗天地。鹤形龟息，金骨琼肌。受正阳之秘旨，作大罗天仙。九转功成，十年苦行。体太上好生之德，为玄门不老之宗。三醉岳阳，度城南之枯柳；几居黄鹤，卖普济之仙桃。大悲大愿，大圣大慈，祖师纯阳，演正警化，孚佑帝君，兴行妙道天尊。

又

玉清内相，金阙选仙，化身为三教之师，掌法判五雷之令。黄粱梦觉，忘世上之功名；宝剑光芒，斩人间之妖怪。四生六道，有感必孚；三界十方，无求不应。黄鹤矶头留圣迹，终南山上炼丹砂。存芝像于仙岩，显灵踪于云洞。阐法门之香火，为三教之梯航。大慈大悲，大仁大孝，开山启教，灵应祖师，天雷上相，灵宝真人演正警化，孚佑妙通帝君，兴行妙道天尊。

又

无极一圣，应化渡人。化身为三教之师，紫府掌纠司之令。性宗道德，体湛寂而真常，命藏东华，炼九还而七返。恒河宝筏，道岸津梁，丹成庚月先天，法藏拈花正眼。了无四相，不别三门。功德洪深，人天示现。领玉清灵宝之简命，奉弥罗金阙之灵符，普度有缘，咸登正觉，四生六道，无不垂恩，三界十方，有求则应，劫超元会，果证圆通。大悲大愿，无声无臭，祖师天医上将，玉清内相，金阙选仙，灵宝真人，演正警化孚佑帝君，兴行妙道，三五神德，一炁真君，广济正道神人，九梵符箓真人，兴隆大道天尊，光圆自在通佛。

又

玉清内相，金阙选仙。建巍勋股肱宸陛，肃睿鉴品骘仙阶。位奠金庭，衍神功于有永；爵隆玉阙，昭圣德以无疆。悯恤倒悬，慈悲涂炭，救劫宗主，解难法王。弘教化于两间，光道德于千古。大悲大愿，大圣大慈，演正警化孚佑帝君，兴行妙道天尊。

又

中天无上宫，三教慈悲主。继道统于列圣，垂规范于万真。演《八品》《五品》之奥旨，示仙子、佛子之慈航。大哉，正位蓬莱，玄功广博；伟矣，尊居峻极，覆照崇隆。号令十方，作金阙之上宰；统摄五岳，为仙佛之宗师。惩咎褒良，消灾弭沴。大悲大愿，大圣大慈，开坛启教，灵应祖师，帝师无上慈光援引，纯阳演正警化，孚佑妙通帝君，兴行妙道天尊。

又

巍巍无上宫，渺渺清微境，至道极无为，玄通昭灵应。综儒释道之全，而统归一贯；合天地人之撰，而妙蕴三才。

历恒河沙劫，广济群迷；遍大千世界，溥施法乳。玉律金科，字字泄乾坤之秘奥；龙章凤篆，言言示仙佛之筌蹄。阐发太极先天，津梁垂于奕祀；宣扬皇风帝泽，位诣卓乎天真。大悲大愿，大圣大仁，玉清真宰，道极无为，至玄至圣，万炁持衡，孚佑现化，三教宗师，玄元广法天尊，圆通文尼真佛。

《太乙金华宗旨》阐幽问答

1.问：先天之学，心也；后天之学，迹也。欲免轮回，须从无形做功夫？

答曰：无从做功夫。究竟何以做？将谓静中可得，动则失。不知动之所以失，由静之无以得。夫静无得、动有失，皆未达道也。汝所云，形而上，止言其当然，未识其所以然。刻下惟于有迹探无迹。有迹而无迹，迷者千里，悟者一朝。

又问：何是有迹探无迹？

答曰：空嗟男子学婵娟，妙里寻芳总一偏。

不识正中中又正，无端起处是真玄。

2.问：如何心得静？

答曰：事事物物穷之，难；时时刻刻存之，易。存者，存其心。心存，方有主；有主，方能治事，夫一操一舍之间，天人之分，贤愚之别，未可轻视也。但存心易于断续，行之久，自无间。无间则续，续则光明。光明，则气充。气充，则昏散不除而除矣。噫嘻！天下事，惟此事大，余皆末焉耳！百忙之中寸存，万事中一理。不体此二语，终难入于圣域。

3.问：观心？

答曰：观心清静。心本无二，止一精真，通前彻后无他。不离见闻缘，超然登佛地。然观心亦有深浅：有强观，有自然观，有尘外观，有尘内观，有不内外观，有普观。尔将何观观心乎？吾道一步一步，亦不躐等而参之。终始地位，亦不外此，起手即是落手。从观起手，功夫也。观深，妄净，方是真空。若止言空理，而不假观行，则是口头禅，凡夫终是凡夫，何为修也？

4.问：回光返照？

答曰：不照，何以见？非筏莫渡，非非筏莫渡。渡即是渡，筏终是筏，见筏无筏，知渡非渡。回光不以目，而以心，心即是目。久久神凝，方见心目朗然。不证者难言此，反启著相之弊。不证，由于精虚。且观心觉窍，以生其精。精稍凝即露，即见玄关窍妙。参悟功夫方有着落，不然是渺茫之言，言之亦觉自愧欺人。

吁！大道幽深实难言，一步一步到花妍。

花中有实却无实，即是凡夫超后天。

无有广大灵慧，千万袅娜，法座宽深，说法无际，且待尔等造就。日积月累，心开见佛，方知龙眠深处不吾欺也。至于眼观脐下，是外功。内功心目生，才是真丹田。左转右转，其理本同。丹经云："自然之所为兮，非有邪伪道。"又有眼前见光者，鼠光也，非虎眼、龙精之光。心光，不属内外，若色目望见，即为魔矣。汝等污染久之，一时难清其实。生死事大，一念回光，收复精神，凝照自心，即是佛灯。满屋财气，只在各人认真不认真，看吸得多少？我此事，神鬼俱惊，唯有德者当之。何谓佛灯？常令烛照，即是佛灯。与其屋内、屋外点灯供我，不若此一盏灯彻夜不昧，照彻五蕴皆空，方知救苦救难一尊观世音。心灯一盏，人人本有，只要点得明，便是长生不死大仙人。汝等勿要忘了此心，使神昏昧无主，则精神散漫。

此法直揭大乘宗旨，一超直入功夫。回光者，即他日身后明白境，不独现在也。必须逼我说出来，汝等才发信心，亦大泄天机矣！汝等照此行去，不期效而自效，平生参学，方贯串得来。不是今日东、明日又西，说些野狐禅，便为了事。

5.问：如何才谓之"上菩提路"才为到家？

答：本未离家。只因自心迷惑，指南为北，以致有千程万途之跋涉。其实，只在当下。拾得衣中珠，仍是自家珍。一念回光，即是在那菩提路上。家园切近，上好丛林，不用出家，即此是兰若。我此法心传，却是一超直入功夫，谓之保本。修行力聚者，开宏光天化日，也不为希罕；即力浅根劣，亦不失小仙小神身分。诸子领之！

6.问：从性学入手否？

答曰：性学，非命学不了。先从性探引命之作，命通方得彻性。性非命不彻，命非性不了。故《易》云："穷理尽性，以至于命。"尽性罢了，又何以至于命？不得穷到底，焉知神物隐于此？可以生人，可以杀人，生杀只在这个，并非另有玄关。

又问：守真如之性可乎？

答曰：真如之性，怎能守得？既曰如是活活如如，何容拟议？拟议尚不能，焉能守之？不守而守，无可守也。守则把持，真如不现。莫把捉，四大本空，五阴非有，何处容汝捞摸？

7.问：致心一处？

答曰：致心一处固然，然心无定处，又须活泼、善探。

不在形色，形色俱是后天。知者，心之用；空寂者，心之体。若著在后天，则是气质用事，理之不尽，了之不能矣。

又问：若不致心一处，如何得主张？

答曰：超动静，得主张；无主张，却是主张。莫荒唐，飘飘荡荡，雷雨风云现样，造化齐彰。活活泼泼，不是寻常，却是寻常。天花乱坠，诸神献瑞实堪庆，快平生，一了百当。举目神光大法场，结果一起光。说甚恍朗？莫把捉，仔细详；把捉则愈驰愈远，止有火炽，而无水养。水火不均平，焉得神丹长？道人总是彻骨谈，毫无诬强。尔等善体，大道在望。实不待来生再了，转瞬大光明照彻，五蕴皆空，弥纶世界如掌。

8.问：神入气中？

答曰：如何入？神不入气中，无不在耳。所谓神入气中者，后天之神耳，非先天之神途路。入门功夫，气中即心中，要仔细认，即玄关之启处也。若着力，则凿。非玄关之启处，周身之气也，大有危险，不可不知。玄关，乃天地之正中。窍中有窍，亦无可指之处，若有可指，则是造化五行中，焉是出造化事？玄学不落造化，却有造化，非身体力行自证者，不能语语金针。句句入彀，默会而已，不在多言。

9. 问：神气？

答曰：神无质，神即气也，神气不能分。离气，则神无所立，亦无所为气矣。气运即是神运。

又问：神气既不能分，道家又何云炼气化神？

答曰：存清去浊之谓。惟清，故灵。神即气之清者也。若炼神还虚，虚非气乎？气即神，神行乎气，又谓反其所由生。

10. 问：以气感气？

答曰：以气感气，固然。若指人身中气，真凡而不可用矣。何时超升仙境？不是如此，冲虚之气，摸不着，点点心儿索。至于运气小术，亦可栽培肉身，以延其寿，若以为大道必须肉身上作工夫，则是旁门之言。沾着些须不是他，要从无沾依中，幻化为用。不是这般说法，却是那边行履，光明法界，何处容情？佛语亦中听，仙家奏乐音。可惜人不懂，缺少个知音。

总之，外功于大道无涉。大道真修，先要精化气。此精不是交感精，丹书内已历历言之。这一层已先难讲，何况二关事、三关事更难说。大道幽深，实非戏语。有人说到入路，便以为究竟极则。不知出路若何，出而复入又若何？

11. 问：修持？

答曰：修者，去其污染也。无污染，有何修持？若再修持，头上安头。

12. 问：从何体认？

答曰：体认者，认体也。心体无形，体认即是功夫。体认一分，积得一分，积厚流光，道在眼前矣。汝仍从用探体去，到得体现，方有妙用。妙用显体，人不知之。

13. 问：三才立极，如何是人极？

答曰：人极在心，即天心也。在人曰人，在天曰天。上帝临汝，无二尔心。本心通天，即通上帝。一念感召，位入仙班矣。

汝等无学，愧吾未教。吾将所藏，细为汝道。道其所道，曰太极。太极之理，贯彻天人。天本乎此而立阴阳之极。生生不息之机，实肇于此。人有是理，而为私所蔽，故不显其理，止存其质。动静之间偏侧莫晓，昏昏乎岁月，忽忽乎流行，放荡无忌，瞥而不返。吁，嗟乎！红光一透，瓦解冰消，莫知其所之也。所谓士希贤，贤希圣，归而返之，由于致知。致知之要，存乎一心。心纯笃，则日进而不已；心恶杂，则流荡而不息。嗟！嗟！二三子侍吾久矣，未敢直透其旨。盖静敬者寡，诚一者鲜，所谓道不虚行耳。

风雨闹，人事逍遥。说玄机，大半是空中实到。不积德，没依靠，故将人事作梯航，做得了时机宜到，做不了时也有红尘诰。天地无私，何须人计巧！汝等有事亦不妨，只要精神不散漫，如猛火聚炉，方有专一之意，方可入菩提路而证涅盘。不然者，渺茫其说，昏默其旨，不识自己性命根源端的，焉有进步？

14. 问：一切细参功夫，须要寻常而切己？

答曰：有何功夫？不行而密，不肃而敬，笃恭以持己，显晦合一，体用无殊，功夫何在而何不在？所谓大道，以默以柔，无时而不适，无事而不泰然。

15. 问：某止知静其体也，动其用也，显其着也，晦其隐也。歧而二之，莫能合而一之。前蒙示"显晦合一，体用无殊"，是就无形者而言？

答曰：有形中，无形中，无有形中，亦无无形中。中中一内，察其体用之无殊，求其隐显之莫测。

16. 问：蒙示"不行而密，不肃而敬，功夫何在何不在，即是显晦合一，体用无殊"。若就流行者言，分明是有动有静，岂以动静皆天然，而以无欲谓之合一无殊？抑以纷纭万变皆莫能逃于太虚中，谓之合一无殊耶？

答曰：水之有波，波非水耶？因其外动而内，以含内静，而波之波、水之水也，如是而已矣。藏于中，形于外，焉得不谓之合一，不谓之无殊乎？

17. 问：存心以致其知？

答曰：有何存？

又问：知致而镜明，镜明而垢见，纤翳无所容，所谓明得尽，渣滓便浑化了也？

答曰：其养也，其贼也，毕于是矣。究其中，无一个主宰，如日月往来，寒暑定岁，四时代谢，八节兴衰，齐之此中，始成岁功，而运行无滞，命之所由立也，性之寓，亦在是矣。尔其焚香静验，久而有得。江湖泊久，云蔽西山，知日出，是其时矣。

18. 问：兢业者即是本体，本体本自兢业。合着本体，即是功夫，所谓"不行而密，不肃而敬"也。自其精明而言，谓之知；自其鉴察而言，谓之敬；自其无妄而言，谓之诚；自其生理具于此，谓之仁；自其无内外可分，无动静可别，无极太极，谓之一；笃恭而天下平。中也者，和也，言中，而和在其中矣；言和，而中不待言矣。动无不和，即静无不中。表里一贯，头正尾直？

答曰：常言之，常行之。庸言庸行，至诚无妄，三家至秘无多语。

19. 问：昨言镜明垢现，蒙示"其养也，其贼也"。是否涵养省察因此，嗜欲纷华亦因此？即是识精未经点化之阴神，释家之所谓种性是也？

答曰：将疑焉？将信焉？明明白白一个大路，到其际，自前进矣。久而自化种性为佛性。

20. 问：寻根即可透悟否？

答曰：寻根觅底到海边，有个夜叉现。阴极方能生阳，未到穷阴，难透其源。从根探摸，正不着空、不着有之妙法耳。此吾之异传在此，通天彻地大道。快活阳神普大千，一口吸尽水江西。狮子奋迅才出窟，万兽齐惊声顿希。咄！小道旁门，焉足一闻！吾语汝，将肉身全莫讲，照此再从心源探，即是坎府求玄，水底蛟龙出现。未探水，不究源，总是皮肤又皮肤，逢人说学道，止不过徒博虚名。所谓挂榜修行，吾门大忌。如此参要真参，悟要实悟，通天彻地，尽是法身，俱是我性光现。

21. 问：坎、离？

答曰：即先天之所化。不是有为，亦非无语。只此一言半句玄，能会者，即得证真常；不会者，终归无用。即如作事，必得中人，要须中用，事方有成。不然间隔东西，木三金四，哪得究里？此乃切骨之谈，毋忽！

22.问：念虑纷杂，一念未止，一念续之；如鱼之吸水，口进腮出；如夏日之令，昼长夜短；则于玄牝窍妙，尚不得着眼而观，何望真机之阖辟如练如绵？

答曰：心地光明今古烛，何云玄牝没根源？功夫久久成妙瞩，阴阳全识是机先。

23.问：天地非日月不显，日月退藏，则天地混沌。神与气合，气结神凝，是否即坎离交？

答曰：坎离交于不知不觉之地，而运行未尝稍息焉。天之道，无时不转移，妙在不期而合，非有心为之。生死固在天，天其有心乎？

24.问：坎离交在内，由此而大药产。一点元性微明，藏在坤腹，光透帘帏，纯清绝尘，息住气宁，止存空明，是谓天地心主持万化？

答曰：气宁息住，机之复生之理，所以活泼，即俗云"活子时"也。

又问：自此从微至着，应乾卦三阳。三阳退处，即是三阴，是谓小周天。重入胞胎，性归于命，蓄久发暴，烈火飞腾，此是火燥。恐启后天情识，故吸闭以防危，使之下降而无生；撮舐以助火，使之上升，清虚而无灭，谓之大交，匹配真汞。虚即真汞，即性空，其交着于内之外，从此退符，仍隐土釜，炼之又炼，存清去浊，至于虚无极，是谓绝学无忧？

答曰：不治其本，难齐其末。一天雷雨风云，孰得而主使之？孰得而止遏之？修身如执玉，磨其磷，琢其玷，功深力积，润泽非一时，非大力量不能成此。朝更夕改，触发一时，而气偏于一隅。又所谓玉之有玷，洗之难强也。子其勉力！坎离之所以有，乾坤之所造；乾坤之所以名，坎离之所化。

25.问：拨动顶门关棁，忽尔自合自开，恁么中不么，不么中恁么，其意所到乎？其天命之流行乎？此时道眼清明，天开寿域，头头显露，浩浩渊渊，正法眼藏，涅磐妙心，愈活泼，愈精明。丹经云："饶他为主我为宾"，是外来者为主，我反为宾；只是不忘照心，任其点化腹阴，名之为天王补心丹亦可。此便是以神驭气，以气控精之旨。所谓鹰拿燕雀，鹘打寒鸦，其近是欤？

答曰：婆娑妙论。

又问：和光同尘，却不染尘，世事沾他不得。以其运也，谓之河车；以其不违天，则谓之法轮。其团如卵；其白如练；其软如绵；其轻如波；其硬也，铁脊梁汉；其成片也，海水浸堤；其不容己也，揭地掀天。上升为云，下降为雨，电掣雷轰，抽添自见。漏声滴滴，元酒堪尝。种种机遇，总属一串之事，所谓"有物方能造化生"？

答曰：不可以形容，形容，则界限分矣。如此玄谈，不可以为功。总之，积一寸，则厚一寸，积一尺，则厚一尺。方以象地，圆以象天，空不见空，实不见实，空实无异，到处奇奇。不见不了，见亦无终。呵呵大笑，一字不通。

26. 问：在尘出尘？

答曰：不止此，此系初机。在尘出尘，仍有尘在，非系无因。因果一齐光。停停当当，春色满溪涨，此又何说？于无言说中，强生言说耳。

27. 问：动而无动，静而无静，是合一否？

答曰：动亦无关，静亦无滞；动即是静，静却非动；动静合一，绵绵密密，好个胎息。

28. 问：如何是绵绵密密？

答曰：愈静愈静，方是绵绵密密。

29. 问：心随动静，为循环否？

答曰：心不随动静为循环，心亦随动静为循环。无心是心，焉可分别？

30. 问：然则无分别乎？

答曰：分别无分别。

31. 问：绵绵密密是正道否？

答曰：绵绵密密，还归不绵绵密密，一步一步天台路。

32. 问：人一身皆属阴，即坐到澄澄湛湛的，不过后天阴魄伏诸病根。一勺死水，一流便浊了。且夕将心撮在一处，只恐触物心惊，反成心病。曷若于今年初尽处、明日起头时，五蕴山头一段空内，讨出一个消息，会得的，活泼泼地；不会得的，只是弄精魂？

答曰：可知者，行不到；可行者，知不及。有无相生，隐显莫测。黑漫漫，白茫茫，变化须臾，又何可拟议？

33. 问：沐浴？

答曰：沐浴者，涤垢之谓也。

逍遥两间，荡荡心田，灵机活泼，万感皆虚。噫！人而天，天而神之不可测，妙也，玄也！光明者，心之用；空寂者，心之体。空寂而不光明，寂非真寂，空非真空，鬼窟而已！大道不是如斯。元精已失，证空无有处，真是落空亡。外道云边磨日月，草里挂行藏，说甚么海水汪洋，千顷金波漾？世人惑于外道鬼窟，行藏亦难改矣。二三子静守吾道，勿摇惑其心。吾欲汝等为上乘，不欲汝等归中下流，中下流非至善。至善之极，动静无常，神妙不测。即其体也无异，显其用也无方；"先天而天弗违，后天而奉天时"，神明自若也。

34. 问：调息，是鼻息否？

答曰：鼻息系外息，色身上事。心息相依，方是真息。般若尊者云："出息不随万缘，入息不居蕴界。"岂是鼻也？阖辟机关窍妙，非一时可窥，亦须力积之久，一旦豁然贯彻，天地不外也。人为大，三才并立，万化同根，不在色身求，自有真息见。真息无息却有息。吁！大泄机关矣！活泼泼地，至于观息、听息，亦系色身事，借此摄心，非真命脉。真命脉还从真中求之，观、听是一事。

35. 问：调息作工夫？

答曰：调息固有工夫，然不一其说。有外呼吸，有内呼吸；有凡息，有神息。胎息即神息，非息莫胎，非胎莫息。胎息工夫，先从息起。若胎息，则"真人之息以踵"，深深矣。入毂之言：莫分内外，却有内外。有内外者，三关之谓也；无内外者，动静合一也；浑成一片，化之谓也。非化不足以语神，亦非见道。纵有悟境，云边漏日光耳。日月光明，通天照亮，非是鬼境。

36. 问：胎因息生，在蛰藏之间是伏气，既久，外息已断，止有内息，而神室金胎凝结于中，此等工夫，皆天然造化，非可强致？

答曰：不可思议，顿入不思议，即此之谓也。不是悍然不顾，为不思议。蛰藏之间，胎也内息。贯通三教工夫，即所谓神息也，戊己也。外息何足一语？

工夫不到不方圆，脱了梯儿又上天。消息于中藏至哲，灵光透出万千千。

37. 问：消息是气否？

答曰：是气，须善养。点明了，诸经不肯说，孔窍其门。

又问：消息露于中宫时如何？

答曰：一句胜是百句。有权有实，有照有用，才有些抓着痒处，便是得手之言。"至阴肃肃，至阳赫赫；肃肃出乎天，赫赫发乎地。"此即坎离之说。

38. 问：神依形生否？

答曰：神不依形生，汝将何者为神？一字参透，则通身泰然矣！

又问：神气不足？

答曰：神气不足，亏凿已久之故。善补之，补足，则烘然上升，龙虎玄关，一时顿现，方知三界即吾心。吾心非三界，却含三界，圆通无碍，诸仙佛慈光灌顶，希有罕见。盛世之征，太平风景，不是十分，却是一分。具足十分，成得一分，一分不了又是一分，一分了时还是一分，岂是寸管窥天，便为得耶？

39. 问：五行即阴阳，属后天否？

答曰：先天，即无五行乎？五行全具，方有后天五行；若无先天五行，后天五行从何而生耶？道体无形，万象森然已具，古今原有先后，五行生生之理，实无先后。

40. 问：和畅，是神水否？

答曰：尚非神水。神水妙用，洗涤性空；渣滓消融，究若春风；沾着便化，不受牢笼。空山莫袖手，异味说珍羞；饱饫铭心骨，神水勿自流。一滴归根，万事合头；何用别虑，着甚来由？

41.问：戊己二土。

答曰：一滴波中央，土分戊己，还无门户。

又问：炼己待时。

答曰：炼己，方可待时。不炼，无时可待。

又问：戊己二土乃先天妙用，玄禅合一之学？

答曰：先天妙用不轻得，必从后天人功积。人力尽而天力生，方是功夫，菩提路，才起头。

42.问：金丹大要，在于戊己二土，真阴真阳，真玄真牝。若不得此同类而施工，焉能以机而集机？点化凡躯，冲关透节，无不赖此。大用现前，一天雷雨风云，吻合造化，迥非枯修可比，所谓和合聚集，决定成就者也？

答曰：非类难为巧，真工是实工；分别眼前迹，离合一齐同。

风云雷雨内，又谁见之？莫着境，且入境，要个境中境，要识心内心。

43.问：必大静真空，而后己土，方谓之定？

答曰：戊己有浅深，彻了也是戊己，不彻而彻之，亦是戊己。大定真空，慧光普照，香海观慈云。

44.问：己土死，戊土生？

答曰：己土亦不死。己土死，则戊土亦不生。戊生即是己活，非此莫能透露。

又问：必己土炼到一丝不挂，而后戊土发生否？

答曰：虽然，己土稍炼足，戊土即发生，必得戊土生，方消得己土中阴滞，不然只是阴灵，纵有所得，鬼仙而已，吾道不如是。通天彻地，妙用周流，返魂浆未吃，难将阴魄消藏。尔等资质中下居多，一步一步，非可躐等。性天见时，则不拘；性天不见，犹如黑漆桶乱摸行踪，焉可枯禅无据，便为高超上着？聪明特达向谁商？处处行行到底茫；空有竹声敲夜月，无风难入梦魂浆。

水月镜花，无声无臭，万象昭然于人间。不是溪径旁流，惑世欺人也。吾之道，见性明心。明心正，所以见性。三教合同，圆通无滞。真一分，师规严一分，非同凡流。圣贤仙佛，敬慎为先。敬慎即是本体，非有二也。超凡在兹，有何许多言说？所言说者，总是修持事。层层相因，迭迭不化，即落凡夫界，仍堕轮回苦，不是上乘。大罗一了百当，本是一贯，刻不相违；刹那间成了变化，即是凡夫；刹那间成了变化，即是仙佛。仙凡圣愚之隔，只一刹那间。刹那刹那，有何仙佛？此皆道人不得已之词也。

45. 问：先天炁，后天气？

答曰："先天炁，后天气，得之者，常似醉。"阿弥陀佛！安得有此极快活时节？先天后天，本无二致，所分别者，均是后天耳。分别，则动静不合一，先天炁亦化而为后天矣；合一，则后天气亦是先天，并无先后之分。若有先后分别，识耳。分别则后天炽，而念虑纷纭之所由起也。莫可道、莫可名者，祖炁也，即道之体也。体立用行矣。体用不分，亦非颟顸之谓。证者知之，不证者仍是门外汉话。

46. 问：先天、后天之别？

答曰：有沾依，总是后天；无沾依，即是先天。先天何处寻？要从后天寻。后天情识即是先天妙用。须从"合符行中"工夫探去。"合符行中"，即静虚矣，不过尚未清，全是滓质。浑融久久，陶融渣滓，不期清而自清，金丹方得出炉。

47. 问：丹经：朝屯暮蒙？

答曰：朝屯暮蒙，比喻之词耳。一进一退之火候，转瞬间见之，何尝必须朝用屯卦、暮用蒙卦耶？玄机人不懂，故吾道直透其旨。

又问：交合、升降、颠倒？

答曰：只是一串事，一句得参，通身皆活。脚、头翻转，踏破乾坤。逍遥无事，一个道人，却有经天纬地之学、倒海移山之用。噫，大矣哉！哪里尘俗累得心？总是人心荒唐，执着己见，一个破天荒，还有一个破天荒。

48. 问：夜间不得为之主，何也？

答曰：日间是识神把持，夜间识神入蛰，其平生所作之恶意种子未化，故遇缘发生。非一超直入之路、一刀两断之功。

49. 问：贪嗔痴爱，必须遣除，方是道学？

答曰：虽然，又有说焉。贪嗔痴爱，即是性之用，所谓情也。人迷于情，不知有性，是为凡愚；知有性而不知有情，是为顽空。故吾之教，活泼泼，不落一隅，通天地，合古今，齐物我，无冤亲。闹市里深山，清净场中走马。大觉金仙没垢疵，却是大快活。污地生出莲花，弹指顿超无学。千手千脚观世音，岂是寻常小论？

50. 问：及物穷理？

答曰：及物穷理好。然物有难穷，理穷则物穷。得其本领，以贯万殊，可也。又汝能于无分别中分别乎？能于分别中无分别乎？莫落边语。习气固须除，明理为上。理明，则习气不期除而自除，亦何须用心除？用心除，不得除，却费工夫。及物穷理，就心而言强观中，即及物穷理矣。不是强观是一事，穷理又是一事。汝仍强观入手，便知端的。

心中无私坦荡荡，神清气朗佛和仙。只因念虑些须子，铁柱深根难脱圈。故须观照，自心见，方得根虚，而有脱尘之想、入壳之机。不然者，尚不知何处颠倒，焉能自"新新民"而一贯耶？稍静片刻，暂时观心。

（诸人观了，复云）：即此是丛林，何处寻般若！

51. 问：外功？

答曰：内功观照，外功抱一。话头或公案一则；内外兼修，自有灵润周身，晬面盎背之时。汝只观某不用外功，而身体自壮，即其榜样也。

52. 问：性同情异？

答曰：情亦无异。乃习而不察，流转至今，污染而不可解究，非性之过。性无言说，何究之有？有言说，亦不外性。汝不闻乎：水有清浊，其湿同也。水清是湿，水浊独非湿乎？是清、浊异同，而湿性不异。汝只从一处参，久则豁然贯彻矣。勉之！

又，情即是性，性即是情。如射箭人，弓箭总是物，发用只一活机，有何捉摸，难以悬拟弓箭射乎？活机亦不离弓，箭离弓，箭又无活机。此即色即空之喻，诸人还会否？

53. 问：除了精气神，方是先天？

答曰：错了。只知清净无为之道，未识阴阳自然之理。阴阳不孤立。天地离了万物，是个甚么？亦不成其为天矣。天有万物，万物能障天丝毫否？试观眼前之景，森罗并列，何尝碍得清虚？有万物，正显其清虚耳。大道真实，如是如是。

54. 问：参禅？

答曰：参禅须要起疑情，疑则悟，不疑不悟。疑情最难发得起，古哲于善知识前勤侍，服役多年，于一言半句淡话即得大解脱者不少。宗门原好，但须善参。不善参者，则入宗门流弊，俯视一切，谓与诸佛颉颃，其实毫无半点。汝须善参。汝等知释之用功最上一乘，一纵而登云天，跛履而行千里，此汝心之妄，非释之真径也。释立言，从高处引起，是欲人知其极，不欲人陷于影响无着之地，慈悲方寸，接引群生。汝以为入手功夫可以旦夕到岸，无操存涵养，克治琢磨，恐庸俗辈，到老不能自悟，圣贤鄙之。

55. 问：虚极静笃，难能，奈何？

答曰：虚极静笃，非一时可能。知静，不静；不知静，亦不静，浑水耳。汝但虚得一分，便得一分轻松快活，此渐法也。顿根有几？总是习染沉屙，方有修行之名。今后从心田认实。幻化不真，何者是实？从此躐去，一旦踏破天关，脚、头翻转，方有些个路数。

又问：幻化不真，须绝尽方好？

答曰：幻化不绝尽。幻化为用，众草是药材，蜜和为丸，是草还丹。无草不能成药，无药不能治病，何可去之？小人宜化不宜绝，绝则祸生。其理亦如之。

又问：何为脚、头翻转？

答曰：化之谓也。自见冰消瓦解时。儒教中"怡然理顺，涣然冰释"，亦差不多，不过各有力量之大小，功夫之深浅，见地之迟急，天资之敏钝。禅宗说："大事未明，如丧考妣"，何以大事已明，仍如丧考妣耶？

又曰：大道不在静居。静居一室，反增心火之炎。要行住坐卧，总是功夫，方得坐在千峰顶上不离十字街头。我恁么说，诸人还会也么？

56.问：智慧不足，难以证道？

答曰：何不足之有？若论本体，本无不足，天然具足，何增何减？若论功夫次第，则有不足。不足者何？朝污夕染，将一个清水闹得浑浆，澄之不清，摇之愈浊，此修行之说所由起也。修者修其行，行修而性亦修矣。

又问：必得大圆镜智，方是证道？

答曰：虚名耳。无边为大，慧通为圆，光明普照为镜，无私心为智。非真如圆镜一面，不过如镜之义耳。勿执着。

又问：识与智有何分别？

答曰：识即是智。在凡夫谓之识，在仙佛谓之智，净与不净之分耳。

57. 问：三际断时，后天尽否？

答曰：不然。三际虽断，后天亦不尽。中道而行，有许多化化生生，熏陶渣滓尽净。不得化化生生也，难得根识拔尽。此吾之异传，即诸天尚有不知此中三昧。何况浅学凡夫！不在五行中，何处觅真宗？龙行非兔径，浅草不深隆。

58. 问：生机？

答曰：生机洋溢，即是大活泼。非活泼，不足以助道。

59. 问：刀圭？

答曰：刀圭系细脉，返魂浆先吃。

60. 问：幻化非真？

答曰：汝知幻否？知幻，即离。真空妙觉原不迷，总是时光破碎。幻相无相，即得真常流注。真常流注，不是识心普护。一法齐捐万法彰，顶上梅花步。措措措，别有个仙人掌上扶。蓝缕穷乞食，不是卖灵符。吐吐吐，清净无为是主。

61.问：优游涵养？

答曰：优游涵养，化之谓也。小有小化，大有大化，化之则神。惟化，始可以语神。

62.问：先后天分别？

答曰：后天不离先天，先天即是后天，同一天也。云蔽其中，世人见云则不见天。吾见云乃天也，故云不为碍。

63.问：如幻熏修。

答曰：如幻熏修，轻易亦不能证得，效即是功，知否？

64.问：何为真种？

答曰：心空，不说真种子，即是真种子。如来藏，包括无限生发。

又问：海底何喻？

答曰：海底，即人心之深处也。海枯终见底，人死不知心。极深研几，可也。

又问：心之深处？

答曰：深心则远行矣。远行，方于造化有窝穴；有窝穴，方能改移造化；有造化，方能默转天心。浅者不能证地位，故只说到皮毛，以为极则矣。远行不动尊，妙理却难伸。处处闻啼鸟，山花深处行。

65.问:《楞严经》七处征心,不知何者是真心?

答曰:即此不知者是。知而无知,不是无知而无知。

又问:如何是常住真心?

答曰:诸识不识,即是常住;不识中识,即是智慧。若起分别,驰心,即是轮转而入凡矣。

66.问:心之定在处?

答曰:心无定在。心若有定在可指,即是妄心。离妄即真。汝今见吾否?

又问:心中不得清净,奈何?

答曰:心中哪得清净?即在这不清静中寻清净耳。及至清净中发出不净相,正是真清净,才得清净。

67.问:何者是心?

答曰:何者非心?无心即是心。有心则不圆通,无心则入渺茫。非无心,非有心,有有无无之间,无心是心。

又问:真心?

答曰:真心无形。有形即归幻妄。然真心亦非无形,不泥于形而实形形,形色天性,圣贤学问同之。

又问:真心从心源觅否?

答曰:源头净,则天理现前,日用常行,不碍至道。源头不净,纵有所见,犹如风灯零乱,焉是真常?汝等莫将真心唤作妄心看。所谓真心者，光光净净之心，故能通天彻地，而无丝毫之伪，并非搀和铜铅、云边见月，即为得手，即此见精。从何处觅？觅则不得。

道在眼前人不识，空把锄头仔细瞧。

68.问：真空妙有？

答曰：心空不空，谓之真空；心有不有，谓之妙有。勿滞一偏，方入中道，而有入德之基。

69.问：某所见甚浅，求指引入心之深处？

答曰：亦不浅。心地门头，深深浅浅亦不一致耳。一样话，深者见深，浅者言浅，圆见圆机，故无有定。然浅者深攀，亦学者所应勉力。深处现在未离，因见有异，故有浅深之说，可以一网打尽，当下见了本来，哪里有深浅层次之可寻、高下厚薄之可探？不悟者又难言。若照吾如此说，又是增上慢，人一斤斗，说到西天矣。

70.问：如何能不挂一丝？

答曰：本不挂一丝。不挂一丝，精之极矣。精极明坚，已入果地矣。非可易视。

又曰：渣滓消磨，见闻通邻，止一精真。菩提之境，净极明坚，烈焰腾空，照彻无极世界。哪得能縠？

71 问：人空。

答曰：定性声闻不是禅，却是禅中第一天。

只要精凝光透白，方知流逸是何人。

得了人，上得乘；未得人，莫说化乘乘；说什么人空、空人。

72. 问：究竟是一个"无"字？

答曰：不可以"有""无"言。由浅入深，次第为之，其理无二。功夫层次，却有区别。有个到家的"无"？有个不到家的"无"？善参之。

73. 问：金色同否？

答曰：金色足，是同。分量原有不一，小归小神，大归大神，各因各果。有半途而去者，亦入神道、仙道，各随其功力之浅深，非一定也。

74. 问：金翁何喻？

答曰：金翁即识神自性自度，自度即化，识即金翁。

又问：金即真精否？

答曰：纯一不杂之谓，非世间之金。虚得一分，即足得一分，足则生华，金出炉矣。然还须锻炼，愈炼愈精，愈精愈明。久则化识神为佛慧，香海慈云，阿弥陀佛。

75. 问：三关？

答曰：三关是一关，并无先后、上下可分。若分别，则是有定所，不是常寂光也。常寂光如指南针，东西南北不转移，却是斗柄云横。鼓打更深咚咚响，闪光铄处不由人，惊得梦魂更。

又问：何为上宫？

答曰：上宫，无宫是宫，三关虽无次第可分，然功力之证亦有三关之别。打通列上功，位尊爵又崇。普雨天花落，究竟一空空。一空空，用不穷，性中得命是真功。何尝人力浓！行深般若，自见奇隆；奇隆不隆，却是虎龙。境中有境，说甚通通！不假一毫功，却是天然锦绣同。了却吾生，还把颠来倒去公共。阳气潜藏要出谷，一声霹雳静中闻。电光铄处寻真种，功上加功是大文。

又曰：《道德》五千言，《阴符》三百字，何尝有一句在皮毛上讲究！后人妄以传妄，迷失本来性真，不求自己命本元辰，以致有烧茅弄火之流，运气搬精之辈。即调息、数息，亦不过后世设法借此摄心耳。

76. 问：积累既久，则金光外现？

答曰：内外者，玄关立而后见。不玄关，犹如水火煮空铛，事事无着落。玄关彻，天心见，不是黑窟生涯鬼面。

77. 问：经言："庚方月现"，是否喻其明之微，而未全吐也？

答曰：是。

78. 问：心之昭昭灵灵者，道家以之作金针，为主脑；释家因其是轮回根本，而谓之净业。

答曰：看。

79. 问：如何是定？

答曰：心无定见，精凝为定。指南针儿不用拿，随我东西拨转他。幻出世情无异味，仍是当年一枝花。花花花，果结在花家。花中不见果，正是果位夸。因果交彻理，即此是仙家。佛道原无二，只因世见差。归我清净德，莹然不生花。

80. 问：通身是手眼？

答曰：手眼是活句，莫参死句；死句无活，活亦非句。

81. 问：光明须消灭否？

答曰：光不可消灭。日月光明普共，何尝着得分毫？道人心性一齐抛，世事原来颠倒。半虚半实空中妙，半有半无自在好。半是无言半有言，其中大用细寻讨。了了了，尺地诞生，半天云晓。

灵机难到手，到手者非大德莫能担荷。灵机到手，鬼神莫测其由来，何况人乎？

82. 问：静中坐出端倪，是何意旨？

答曰：谁家玉匣开新镜，露出清光些子儿。一破不迷，任你口似悬河，我只一以贯之。

83. 问：回光返照，乃生死海中之渡筏；玉液炼形，即举水制火之妙喻。至于人心之觉，其体一，而其用二，有昏觉之觉，有自然之觉。昏时之觉，如电光之一瞬，若耳目之视听焉；自然之觉，如声之自入耳，物之自接目，无为而无不为，无在而无不在。念虑一起，神目昭然。《易》曰："知几其神乎，莫知所从来。"常应常静。是否即所谓无为真人最上一乘也？

答曰：所喻是，仍须心印。

84. 问：行气主宰，即眼是也。眼为阳窍，道在眼前，虽能视能听，而实超乎动静，是人心之常处也。非销识，莫能眼明；非眼明，莫能销识。是否？

答曰：大得参透一关，一关打破又一关。关有次第删，不粘不滞为尚，以默以柔为强。卧听钟声，行趋佛路。

又问：眼是真心否？

答曰：不是，幻光也。藉以逐阴邪，行气主宰。若即以之为妙窍，若即以之为至宝，则知浅不知深矣。

85.问：蒙示："浩浩落落，潇潇洒洒，一腔热血，大地不腥膻；烈火烧金莲，和盘托出钱；步步是先天，不着后天缘。"等句；敬参："大地山河，皆吾法身，五浊恶世，皆是清净道场，慈悲而慧，一炁流行，运用自然，得意生身，和盘托出先天元性、历劫不坏之慧命，如金钱之洒落。"

答曰：须验方知。此处落机，深而又深，极之无极。苍茫古道少人行，片语同时大地春。婆娑世界都包许，说甚黄昏静掩门。

86.问：耳根音闻入门？

答曰：耳根，清净大士圆通法门。尔从此证入，即得闻熏闻修，方知如幻三昧，即一毗卢性海矣。乾元面目，不外于兹。六根清静，一精真妙，须回向真如寂。体是寂，用是照，寂照方名一。须知寂照双融，非大定不能。寂而照，照而寂，寂照本空，空却是寂照。寂寂寂，寂还归无寂寂，方是真寂寂。真寂寂却不寂，即是寂。寂无可寂是真寂，哪管哪照？寂寂照寂。禅理要深攀，玄理不易寂。

道在目前，目前却难明。人好奇喜新，错过目前，不知何处是道。道也者，当下即是；昧了，当下即是心驰意走。念念不由人，皆因神力浅；神力浅，皆由心驰。日月行藏，实是至道。淡淡乎天之根，冥冥乎元之始；几几乎道之危，神神乎光之赫。日就月将，讨得真消息。消息在平洋，不是静中藏，却要静中藏得。

87. 问：妙理难参？

答曰：难参者何？顶相难睹耳。

又问：何得转关？

答曰：一句转关，只在根下磨勘；磨得断，两头空，空中方见祖和宗，的的证圆通。

万行庄严，正是菩提之妙用；一灵光耀，却是仙道之无常。脱却牢笼超世界，东方宝月照山河。适从华山过，头陀总不知；佛力原无限，道释不同过。噫嘻乎！鬼神知察分明，而难料吾心不动处也。今而后，吾知一矣，不知其二。

惟其无知，所以无不知；无不知，却无知。照此参解，不难取证。异时浓香异葩，触处熏净。噫！得大自在。感激师恩指示，得臻如此受用；先灵萃聚，克尽孝道，天心回。思尘寰中事，如梦中又梦；哀悯众生，兴大悲心；众生同在大觉中，竟昧然不悟。故亦不轻众生，因众生与圣无异，只在一转念间耳。

88.问：何为先天？

答曰：心即先天。先天者，对后天而言之也，对待之说。心绝对待，方是真常，而不拒诸相发挥，《楞严经》已明言之矣。

又问：心绝对待，即无极之谓欤？

答曰：无极者真空，有极者妙理，无极即有极，非有极之外又有无极也。"范围天地而不过，曲成万物而不遗。"枢纽阴阳，色色归根，如此妙极，只是不见。此乃天地之先、鸿蒙未判已前之说，然即混沌已后之事。无分先后却有分，不是难凭一味吟。识得个中颠倒用，心同黄土变成金。

如此说，先天是先天，无可言矣。然又有有言之先天，有言之先天何也？圣凡之分矣。圣即是先天，凡却是后天。于此，先后天俱名为后天，不得谓之先天。先天者何？无形是也；然无形亦不独立，凭有形者证。有形为无形之用，无形为有形之体，即此，有形又是无形，此即动静合一之妙，方是真空妙有之真空。正说法，天花落下缤纷，稀有罕遇好希奇，却也是古佛禅机。

89.问：凭依修持法？

答曰：莫凭依。无倚依，见真心。真心不是无依倚，却是毗卢顶上行。老禅客，作家僧，却也难得，只在一心，并无剩法未了义。

90. 问：何谓神通？

答曰：妙应万物之谓神，无在而无不在之谓通。

91. 问：报身？

答曰：报身无报，亦强名耳，圆满之谓也。若真有报身，即是二见矣；二而不一，一亦无一；是真一，寂照不二一。

又问：法身？

答曰：法身义所以聚积诸法，而却不能着得语言。

92. 问：心有名乎？

答曰：心无名，即道亦强名。大道出于象数，名言之外，何可名得？

93. 问：生死？

答曰：分假生死，化作变易生死，仍有生死。且将这分假生死不分假，变易而轮回短，空空无有。问我说行踪，飘飘一叶风，仙去若无踪。

又问：何谓无生？

答曰：生而无生，故曰无生。无生还有一曲，汝唱一个无生曲，世间听才是无生。

94. 问：感召？

答曰：有得太阴精、有得太阳精者，其实还是一个，不过各人根器。

太上堂堂大道，不外日用常行，何尝是鬼窟生涯！有一等人，将色身算作法身，求之气运上升，以为结胎产婴儿张本，自高自足，不知大道沙里淘金，金乌飞入蟾窟，皆是未生前事。见浅者，焉能窥其堂奥？说有执有，说空滞空，不识大道渊源。先从渊源探摸，的见空劫以前自己，方知神龙变化、夫唱妇随之理，何尝执有？亦不执空。妙有真空，真空妙有，现于一毫端，小大相融，一多无碍，方说得鼎炉中事。超生受生，一目了然，不是那些说话。

吾教各尽其业，素位而行，胸怀磊落光明，做得人世间顶天立地奇男子、尽孝纯忠大丈夫，方不枉人世一遭，垂千古而不朽。心中潇洒即是仙，心中无累即是佛，心中无私即是圣。保全汝良知良能，各人有的，并非外求，更不在肉身计较。死后一抔黄土尽够汝埋，贤愚同归，富贵一致，哪些是我？惟我这一点灵明。秋空月皎，宝镜澄辉。烈火腾腾好种莲，西方路上是金仙。不用妄求除念妄，香花果实一齐鲜。

95. 问：请七日闭关，专办道功？

答曰：吾汲汲遑遑，周流四海，劝善化恶，消其黑氛上冲，引其光明善气。故吾设教如大海水，各随器重。取七日是良宵盛事，人生有几得遇其会？吾所为何事？岂不大愿！即于某日起可也。

96. 问：起七请功？

答曰：行住坐卧，提醒此心，常令不昧。无时刻之间功，即接续不断。亦不必拘拘，坐时参，不坐时便不参。然坐必以律，亦事之当然。坐三刻、行一刻，饮食按时，冷暖自护。有事照常办事，正于办事中即是用功处。总要念念从何来，念从何去。看破这窝窟贼巢，方得大踏步直上瑶天。其余肉身上功一概不必。吾此道肉身功在其中，一通百通，山河大地总是吾身。些须心肝五脏秽有何办头！吾今日亦发愤启迪，只要尔等福缘承当得起，亲验亲证，将这些旁门左道一概为吾辟却。大道是甚的，性命是甚的，说哪里话？至于一切四威仪中，照律行持，均可参语广多。姑拈一则因缘？如何是牛吃草、草吃牛？如何是有无不二？如何是分开动静？又如何是色空俱遣，遣后还有色空否？参！

净业不同染业，说来凡圣齐捐。空空洞洞大光天，活活仙人出现。

人之生也，抱气于浑涵之中而生质，及其觉也，而阴阳已分。嗜欲纷华，吉凶悔吝，茫不自知。迨阴阳大判，元气不可复，继之以亡而已矣。其气是天地之气，非尔我得以私之，其中有理存焉。善者善之，恶者恶之。堕恶趋落异类，其魄之归，其魂之散，其感之薄，其遇之值，皆非一类观也。而其大端，禾不生黍，凤不乳马，各有不同，看人之趋向何如耳。

天质愚智不同，而其所赋之必有异乎？不肖者不及，何智者又过之！此其中道之不明一也。贤者较愚者迥别，殊不知贤者未登，其实不如愚者。各自思之可也。

吾自设教以来，高高下下，不一其致。总鉴其人之诚信与否，又有感召不同，趋向不一。吾来此大有因缘，忙忙踏遍四海九州岛，正欲于今日垂示梯航，知吾得正大光明，并非鬼魈行藏。辟邪说，正人心，统归于中和善气。亦非拘拘令人如笼中鸟，又非旁门外道、枯禅苦节、废时失业，以为自高。不知大道堂堂，日月常行，均皆至道，时当显也。即璎络庄严，弥纶世界，亦不为奢，时当俭也。即一炉一几二三子，诚敬侍侧，亦不为省，丰俭随时，调和得中，还须放开眼界，勿泥目前。堂堂男儿汉，帏幄千丈光。

一尊古佛显慈航，渡得乾坤大地忙。万象普观无二致，心心念念说花黄。静夜锤声放古寺，风花雪月一炉香。吾道宏深，非如俗眼，止目为仙，绝人逃世，栖处岩谷，以为自得。了手闲人，消受天地、风花雪月之报，说妙谈玄，周游蓬岛，不乏其仙，吾之道不如是也。代天抒化，普度贤愚，同归圣果至善，并非小蹊小径。故尔等须倍加敬慎，乘此天恩，得获良益。虽得益者浅深不同，各随器量因果，无不具足。道人全脉在此显化昭灵，以为后世及秉教向道诸人，知吾道是参赞化育之道，并非自了旁门。诸子既奉吾教，亦各发愿立心，成己成物，成物正所以自成，自成非成物不可。

诸人静心听吾言，九曲黄河天隘险。总是人心现，大地本无偏。坦坦平平渡得江河堰，道人化迹九州显。遍掌乾坤日月巅，青锋剑挂在肩头，寻遍人间恶善。几个儿孙相推托，老父母反觉赘疣厌。兄和弟心下相多，各存一个颜面。不知本来清净不清净，一味胡厮缠。命该清净生来就清净矣。命不该清净，纵或强除枝叶，亦不过是脱胎入胎，反遗下许多孽债，又重增一种公案，依旧不了缘，添了烦恼怨。总是肉眼凡夫，止顾目前受用，不计天理昭彰，疏而不漏。见几个后人发越，不从孝悌阴骘中来！吾下尘凡久久，总不过劝人安命。安命则命有了时，不清净者自得清净，一派和霭风。暗中鬼神解颐，吉神拥护，久久难化为气，莫知何以然。左右逢源，灾消福增。不然则眼前视为得计，其实暗增黑氛，气化为难而不觉；亦莫知何以然！

日见消阻，精神颓败，鬼神夺其魄，智识不如人，头头走不着，不识自己愆尤，由渐而积。反怨天无天理，人无顾济！此等凶愚，实堪痛恨，又可怜悯！故吾下界，普济众生，规引善果，善者答之，恶者恶之，鉴观有赫，丝毫不爽。大善有大果。小善有小果。各引各果，亦莫知何以然而然，谆子其敬聆之！

常目在兹，克明峻德，圣贤学问，不异玄禅。乃世人不察三教异同，纷纷立论，真是醉梦中狂解，跑马看花，真堪一笑！而留心斯道者，又犯喜静恶动之弊，人人不免。不知强离冤牵，依旧不了缘。纵或绝人逃世，深入山林，而山中虎豹豺狼、魍魉魑魅，暴雷烈风，令人心惊神颤。况乎血肉之躯，衣食供给，在在需人，稍失调护，寒暑浸霪，遽成苦恼病痛。临时不悟，走入旁蹊，反晦学道毫无益处，适足害人。又有一等，志慕山林，不顾时事之行藏宜否，一味尘离，诡异怪行，以为别于流俗，不知废时失业，以致事体缺欠，精神日渐颓败，道也莫能解悟。不识自己起足，走入旁蹊，反言为善不昌，道不可学，此等荒谈，真堪大笑！加之邪师僻友，紊乱道宗，毫厘千里，沽名钓誉，实为吾道害。噫！今日得二、三子奋志向上，参妙透玄，为吾门宝。而学道者之锢弊，以致人事灭颓，皆由自入旁门。究竟善心起念，深堪怜悯，若能于人事中修之，则更胜于山林。吾道流传下去，总是人事中修持，不喜深山鬼窟，逃世绝人，作自了汉。

吾之得与天地同其悠久者，因体天地好生之心。尔等如果发愿随力随才，无损于己，有益于人。既有益于人，亦不能不损于己；然损于己，无全损之理。若全损，人得之，亦不能消受。除非大义所在，或往因夙偿，否则不必。不过随时勉力而行，只要的当无咎，转祸为福，即是吉星，即是吾门抒化大弟子。他日冥冥受报，得握人间祸福柄，不亚吾也。吾意亦非浪施，须要善会，即一言一行有益于人，总是抒化之一端耳。

凡人终日闲时尽多，忙时甚少。如尔等在此，止此一事，过此便万绪千端。其实行住坐卧，总是一事，人自忙耳。故吾前云：只是当下不昧，即心不驰而意不走。省下许多功夫，脚踏实地，随遇而安，也不妄想，也不学道，即此便是大道。学久则神凝气聚，浑合无间，神力绵绵，方消得魔障，出得牢笼，上得天空，一步一步崇。

人情冷暖，世事变幻，颇难预料，均无一定。花开时人玩赏，花落时一堆潦草，撮不得去，扫得净，方是佳时共好。诸子既皈吾教，勿贪势利，树倒藤枯，好一堆烂柴。不可不知尘俗念，须要勾了，何必唠叨，置心田而不放？

学道之士，正欲于葛藤扯绊中，方见经纶妙手，不然何为奇才？庸俗而已。顺境谁不会过？只到逆境略加，怨天尤人之心不免。殊不知平素有何功德，消受天地生养之报，还自思量否？今而后，诸子放下心，炼成灵宝人难识，消尽阴魔鬼莫侵。只须当阳一露，百句话头，有何排遣不下？有何隔碍！本体空空，不离万象中，包涵万象消万象，即此一语出牢笼。

97. 问：习静？

答曰：试问足下，何时静？何地静？若欲此身安，是养生小术，为天地人所忌，所谓偷懒辈也。乌得谓之学，不得谓之道。道化者，广大高明，随时随处而无不通。其流行也，其化育也，道以生道，而变化出焉。乃修道者，动欲离尘去俗，殊不知"和其光、同其尘"。何谓也？天以天，地以地，人以人。未离乎人，宁可远人？况道不远人，日用常行，无非道也。道在天地而为天地；道在人而为人。存神知化，道岂远于人耶！

98. 问：人有利钝之分，教有立言之异。如天资明健，本体透露，明足以察其机，健足以致其决，工夫自归于易简，原不妨径趋佛路，一超直入如来地。如本体昏蔽，则是致虚之功未致。致虚，即集义也。适合其宜之谓义。适合其宜，即是人心恰好处，恰好处即中也？

答曰：人心昏蔽，亦有临照。不过困知生知、省力费力之别。惟照方能致虚，到恰好处，已无安排矣。

言教亦有不实不尽，总是应病用药。若各经各典拘拘一个道理，只要一部足矣。又何必唠唠叨叨，做下许多桦页。有对大菩萨说者，有标指者，有为愚夫立方便者，有贤共赏者。如太上《道德经》，天机浑成，纯朴归元之作，故千古不磨，乃太和元气。大道从此昭著，心经由此开宗，为万世

梯航。显于言表，而隐文奥义，实非寻常。各家注亦止注得
皮毛，仁者见仁，智者见智。百姓日用不知，故君子之道
鲜矣。

　　一个人可以为善，可以为恶，或先善而后恶，或先恶而
后善，总无定评。故吾不轻许也，亦不轻慢人，安知后来不
如今耶。

《太乙金华宗旨》序跋选

孚佑帝君太乙金华宗旨自序

《易大传》曰："神无方也，无体也。"言神无方体，则名言之，而难尽矣。来往不穷，利用出入，日用之而不知，与天地合其德，与日月合其明，与鬼神同其变化，至矣哉！盛德大业，言之不可终穷，拟议之而无可形似，灵文秘籍，俱归尘腐。予之定是宗旨，不落名言，无从拟议，其所以斡旋天地、转运阴阳者，在握其寸机而已。得其机，则妙用在我，而乾坤皆范围之而不过矣！机者何？得一而已。一不可名，归之太虚，而浩浩落落，一片神形，其间变化无端，妙用不侧。吾何以名之？曰："太乙"。噫！至矣，尽矣！

　　宇庵屠子辈，编辑宗旨成书，各授弟子。为之阐发大意。而着之间端，是为序。

题词

　　往古来今，只此一道。名之为"金华"，道之因也，就其初功言之也。名之为"金丹"，道之果也，就其成功言之也。总一天仙诀也，而曰"宗旨"云者，则彻上彻下，彻始彻终，会而通之，直而示之。若曰：吾天仙之法，如是焉而已。我孚佑帝师，昔立"天仙"派，即此二字，具见普济慈心，金针已度。千百年来，高高下下，成大成小，各各不同。而或以训炼，或以接引，亦总皆"天仙"中人，而不必即足以当天仙之派。何也？我帝师等观音之愿海，垂妙道于一乘，必真有自度度人心，且立共化化人愿，由入门以泊得路，直从落地说到上天，将历历相传之心法，原原本本，真真实实，洞然于心目间，而复以之训迪后人，使源源相接，乃可授派，而引之以入圣域。某仰沐慈悲无量，幸得心传。今奉命总辑《全书》，因略说端倪如是。从兹以来，天仙之派，千支万汇，源远流长，共由觉路以达青霄，是则某之愿也夫，某之愿也夫！

　　　　　　　　宏教弟子柳守元熏沐题词

斗中阐教孝悌王原序

昔奉纶音，命上真演化，五陵之内渡拔多人，至戊申岁，今又遴选七人焉。其与诸子所谈，无非尽性至命之学。非世人言性者，不兼言命；言命者，或略于言性。本体上复加功夫，有功夫莫识本体，以至失之毫厘，谬以千里。盖言性，直达先天；言命，不离冲漠。性命合一。体用兼该。形色合天性以为用，天性超形色以还元。六根六尘，皆为形色；有形有色，悉本天真。离六尘，无见性之地，舍六根，无立命之基。识得六尘，皆是本根，则滴滴归源矣。见得六根，皆光明藏，则处处灵通矣。是故有一物不归性量，毕竟见性之未真；有一处不关命脉，难言立命之已至。学人本性命之学，上达玉清，下彻泉壤，法身周遍大千，曲成万物，广大悉备，言性而命无不该，言命而性无不具。彼以龙虎法象，炼形炼气何为乎？是书也，本为七人宏愿，流传万劫。有具出世福，肩荷法门者，虔奉修持，何患不立致九霄，而飞升紫府耶？

许旌阳真君原序

天地设立，圣人成能。圣人，亦人也，何以成能于天地？盖自日月垂象，四时运行，百卉蕃昌，人物变化，参错不齐。遇人见其，自无而口之有，莫不执有而滞放形，至人则见其自有而返于无。故皆观象，而归于化。所以数往者顺，知来者逆。顺则为人为物、为山川崖谷、为草木禽鱼、为风雨露雷、为龙蛇怪异。凡事变不可名状者，何易番数？逆则为佛为仙，为威音、为元始、为赞化育之至圣、为知化育之至诚。甚矣，一顺一逆之间，为人鬼异路、圣凡分界。本是同得之圣体，而独让至人成能，而与知与能之愚，百性日用之，而不知返其本初，亦其可衰也已！《易》曰，乾坤毁，则无以见《易》。人身一天地，天地有日月，万象开明。人身亦有日月，故曰：乾坤为《易》之门户。人有日月，精华发露，其犹重门洞开，从此直登丹阙，而上玉清也。抑何难哉？要不外目前之利用，出入愚百姓之易知简能。此至人普度心传，所以为无量！

张三丰真人原序

道也者，时焉而已。日月往来，寒暑迁变，草木生长，禽鸟飞鸣，以及吾人日用动静，莫非运用一时之中，变化无端，时至自见。斯为天地之心，不可以一名，而况于他乎？我来也晚，阳穷于上，剥换尽矣。兹当一阳初复，倏然而来，莫穷其迹，莫究其因，大地阳和，已无不潜行而默运，以此为天地之转运也，而天地不得而自主。以此为日月之进退也，而日月亦听其自然。风云变易乎上，草木萌动于下。大矣哉，时之为用也！是故言道者，不离目前。即一言一动，一事一物，无不可以见天地之心。盖此天地之心，任阴阳剥换，时令推迁，而无思无为，终古寂然不动。今人舍目前而谈玄说妙，则违乎时也。违时，即与道背驰，何时有见道之日乎。天下之动，贞乎一，动变不居，何可言尽？观乎时，而万变皆在目前矣。从目前一一消归于太虚，谓之见天地之心可，谓之大道之宗旨可。时也，化也。要不离乎目前，而得之矣。何道之可名、何太乙之可言乎？故曰：道也者，时焉而已。

邱长春真人原序

　　昔随侍吕祖，与诸子标示《宗旨》，如《易》从爻卦以前，言太极也。越数年，许子深庵，偕易庵、沧庵辈，又得大畅宗风，如《易》言太极生两仪、两仪生四象，而四时行、百物生。天地日月，山河鬼神，同体何德，无时无处，而非《宗旨》之大全矣。今何时乎？大地冰坚，草木黄落，龙蛇蛰藏，风日冥漠，将以为万物退藏，而归于宁阒乎？乃朔风何自而来？冻云何自而起？霜清月落，晓日迎暄，鹤羽翩跹，来寻法侣，提起旧时公案，一一如在目前。往日旧游，又成故迹。则当此玄冬，亦任草木之凋残，风霜之变易而已，何容心哉？其聚其散，孰往孰来。聚而来，其犹朔风，凭虚而忽至；散而往，其若冻云，飘然而西驰。聚者不可以为常，散者岂终就于灭？物情变化，来往无端。则自五行、四时、而太极、而归于无极也。万古一时，寒暄一刻，有此刻之烛光日影，霜花笔妙，则为《宗旨》之现前，为宗风之大畅，为作序之大成。舍此，而言五行、四时、太极、无极，恐未免失之千里矣。

谭长生真人原序

圣真无日不在度人，究竟何曾度得一人？亦世人能自度耳。若世人与圣真性量，有增减分毫，便是度不去。圣祖初发愿度众生，已要度尽百千万亿劫，无量众生，度此七人，非七人也，即七如来、毗卢遮那无量法身也。诸子不离凡夫地，何以即与古佛同尊？子辈原无信不及，所以圣祖当下即度得去。若有一毫信不及，千生难免轮回也。自古圣贤千言万语，无非要人识得此性光，通天彻地，古今圣凡一齐透过，无少等待，无不完成。所谓"尽性"者，尽此；"至命"者，至此。采药者，采此；修证者，修证此，而已。此《宗旨》，所以为万法归宗，至尊法旨。尔为仙佛、为天人、为山河、为六道、为鬼怪、为昆虫草木，无不承受法旨，皈命大宗。苟有十分信得及者，不离当下，即与度去。有一毫信不及，饶他千生万劫，永堕迷途。向立严誓：七人外不得妄传。岂圣祖普度之公心，只虑世人障蔽甚深，罪业烦重，不能开发信心，而反生疑谤，是益其罪也。究竟圣祖度人之宏愿，与学人谨凛之畏心，原无二无别。知此，不犹仰体祖训，先圣后圣，殊途而一致矣。

王天君原序

善承受法旨，护持道教，千百年于此矣。不惟派下贤嗣，潜修默证，呼吸感通，即愚夫愚妇，有能发一念向道真切者，无不敬礼而左右维持之。此固发愿之初心如是，亦一体感召，虚空上下，自无隔碍。本来如是。列祖诸真，法身遍满大千，心心相印，法法归宗。往古来今，超凡入圣者，不离自本自根，当下一齐正觉，何果何因？何修何证？善也！披诚宣力，追随恐后，亦如风霆雷露，随时应化于覆载之中。栽培倾覆，一任万类之各正性命而已，而造物者无心也。自七贤之敬受《宗旨》，斯地遂为仙佛道场，十方三世，一时集会；百灵呵护，日月开明；有情无情，尽成法侣；上天下地，悉与证盟。道祖设教以来，真未有若此广大悉备，易简直截，如《宗旨》之尽泄玄机者。是日，受命监证盟誓。善敬辞曰，"无庸有此证也。以七人得遇圣真，传示无上妙道，即佣夫爨媪，牧竖椎童，畴非听法之上器；甚至魔王蛟党，龙蛇异类，亦无不在此证盟之内，七人何藉与余，余又何必为七人证？"吕祖再三申命曰，"天不爱道，传示七人，将有此七人化度无量，倘有诽谤法门，诋毁贤圣，惟尔护法，呵谴而默相之。法子有不敬慎，凛遵戒律，或轻传匪人，尔护法，亦严加谴罚"。善同七人跪而受命。呜呼！列祖普度慈心，原无分上下，其奈世人积业如山，无自仰承法雨，七人果能体此化度慈心，随地随时，多方接引，无负自度度人之宏愿，则尽法界众生，皆投诚归命。亦何待雷露风霆？惟是广生大生，以各正性命于两间可耳。

孚佑帝君重序

近世谈玄理者，大半择焉不精，语焉不详，皆不足为道家法也。天本空空，故历万劫而不灭；地原博大，故载万物而不陨。要之，不外空空、博大者近是。儒教有诚伪之分，道家行内外之功。诚则非虚无，伪则近空谈，其中判然若揭。至于道家求道之方，千端万绪，要皆不离于内圣、外王之两途。何以谓之内？即渺渺冥冥，聚我之精，达我之形，勿劳尔听，勿淆尔声，充我之精，固我之形，空空尔听，渺渺尔声，求一定之真我，去污浊之非我，是是非非，无人无我，近乎道矣。何以谓之外？为有缘说法，为愚顽度迷，苦口婆心，以期大千世界，共登彼岸，且足以辅助内圣之无量功德，故学道者亦不可忽也。然行远必自迩。若内功不通门径，虽有千百善行，亦无大裨益。谓予不信，请看市井吃斋念佛者，几见其道成作佛也？余不文，弁言于首，直谓之说法可，不可以序文视之。

按语

谨按：此经乃性命兼修，"天仙"之嫡传也。道旨真宗，得兹明晓。更藉《问答》（全称为《阐幽问答》）切实指点，诚觉世微妙心灯，夫大千沙界，遍地金华，《宗旨》能明，尽人得证。今幸我孚佑帝师，大布慈悲，普施法力，将"天仙"妙道，于此处拈出。从兹日丽中天，垂之万古矣！所期月临大地，印乎千潭耳。《宗正》本系仍屠子之归，就《宗正》（全称为《全书宗正》）本，详为厘定，归入集中，以质后之"天仙"嗣派者。

广化弟子惠觉谨志

后跋（一）

忆昔余小子元，奉教于易庵先生之门。先生授以《净明忠孝录》（简称《录》）一册。曰"此旌阳真君四字天经"。真君从谌母受斗中孝悌王之传，以儒证道，以道振儒，化度弟子多儒流，敦叙人伦，服勤官政，志节卓然。间出而斩除妖魅，拯救生灵，无非本性地之光明，为济世之勋业，即《录》中所谓"净明道法，忠孝雷霆"者也。小子敬奉而读之。

他日，吕祖命易庵先生以下七人，传示《宗旨》，其鉴证者，王天君也。是日，万灵萃止，八景浮空。七人拜而授教，直接斗中孝悌王之真传，即《太乙金华宗旨》也。其初授也，不落言诠，绝无文字，直指羲皇画前之《易》。根于无，妙于有。自一本而万殊，由万殊而一本。亘古亘今，贞恒不变，其金华之谓乎！

嗣后发挥《宗旨》，动静无端，阴阳无始，其流行于日用，则六位时成。即今日影辉窗，拈毫呵冻，凝神定虑，敬述缘起，无非由"朝乾夕惕"之本怀，为"或潜或见"之面目。盛德大业，不离现前。即现前为本体，即本体是工夫。神矣哉，真金华递传之嫡血也！

迄今，历二十余年，孝悌王又重提旧时《宗旨》。元即授同学张子爽庵，订辑书成。复蒙列祖各序简端，命元述缘起，一大因缘时节，岂偶然哉！元等昔以七人受教于祖，今派下诸同学，又适符七人之数，益信道缘之不可思议也。自今以往，传示无穷，化度无量，即邵子所谓"我不得而知之，圣人亦不得而知之"者耶？

金华嗣派弟子宇庵屠乾元敬题

后附按语

　　按：此经于康熙戊申，蒙孚佑上帝垂示人间。其时受法弟子为潘易庵、屠宇庵、庄惺庵、庄诚庵、周野鹤、刘度庵、许深庵七人。至壬申岁，复提倡《宗旨》，时又有张爽庵、李时庵、冯返庵、冯近庵、许凝庵、潘真庵、潘卓庵，亦适符七人之数。

　　乾隆乙未，钱塘邵志琳得苏门吴氏抄本，自加订定，刊入《全书宗正》。今届重订之期，广化子复厘定之，归入集中，而嘱予，详志前此诸人姓氏。爰胪列之，俾不致湮没云尔。

正化子法嗣恩洪谨识

后跋（二）

　　《阴符》三百字，《道德》五千言，何尝有一语在色身讲论？乃后世言长生之术者，无不错认"乾坤坎离"诸名色，着相求之；又执"有为属命，无为属性"之说，配合身心。身为外丹，心为内丹，是将性命看成两橛矣！

　　《金华宗旨》，许旌阳真君谓为"四字天经"，即所谓"净明道法，忠孝雷霆"也。源流载之悉详，此"教外别传"之旨。言性，而命在其中；言命，而性在其中。斗中孝悌王序云："离六尘，无见性之地；合六根，无立命之基。知六尘是本根，则滴滴归源；知六根皆光明藏，则处处灵通。"数语足尽其妙，尚何容赞一词？所惜者，万善子既已补入《全书》。又云："出言似非正大，字句涉于舛错者，悉皆删易之。"审此，恐非全璧。

　　通，幸沾法乳，授《太乙金华》秘奥，又侍演《金华阐幽》，修辑《全书宗正》。同受者，亦符七人之数，因将《宗旨》一一请证，略加删订。一灯复继，千室共明，其赖此超凡入圣者，将无所终极焉。

　　　　　　　　　　　　　　　　嗣派弟子通宵谨识

后跋（三）

"金华"之义何昉乎？尝观魏伯阳真人《参同契》曰："太阳流珠，常欲去人，卒得金华，转而相因。"我孚佑帝师，亦尝于玄妙观蕉云："金华要十分开。""金华"之见于经典者甚多，而唯此二则，最关道妙。"金华"之关于道妙者，固巨而深，得《宗旨》则为尤鲜。此非"天仙"之传，不足以明之；更非"天仙"道祖，不克以示兹妙典也。

此经由孚佑上帝特传于世，绘水绘声，拈花拈影。于毫端许，现宝王刹；于微尘里，转大法轮。真照世之炬烛，济海之慈航也。因思孚佑帝师名"天仙派"，必有留传字句。询之惠觉，蒙敬述云："昔闻有二十字，曰：'寂然无一物，妙合于先天，元阳复本位，独步玉京仙。'"并告小子志秋曰："十字着眼，二十字着眼。子不观夫世之传派者，每多递及而止乎？殆庸，有尽也。天仙之派，万古不磨，故以终为始，是统如终，而无始即无终焉。抑不观夫世之传派者，每以人实其额乎？为其有数也。天仙之派，万源不竭，故从今溯古，不分古今，而无古自无今焉。我孚佑帝师，天仙之始祖也。宏教恩师，天仙之二祖也。子其敬志之。"小子叨跋是经，谨详识颠末。俾后之读此《宗旨》者，皆知"金华"之妙，其亦"天仙派"中人也耶？

待济弟子志秋谨跋

闵一得序

道在目前，身体自得，何劳身外寻求哉？人身为三才合一之身，造物赋我，其用甚大，我人日具而不知。圣人闵之，征诸一身以示之。盖谓道在一身，而其机在目。故有《金华宗旨》之示。

学者行不合旨，何也？体、用不辨故也。乃于其上加以"太一"二字。而从行犹未能合诀，误在致力于用，而用中不能窥体。纵罄南山之竹，而体之为体更隐。乃复加以"先天虚无"四字，体乃洞现。

道祖孚佑帝君兴行妙道天尊，志在普度，怀有医世鸿愿，乃体"先天虚无太一金华宗旨"十字玄义，著书十有三章，以作后学医世张本。文由是成，教由是授，天尊玄旨盖如此。

先师太虚翁曰："余闻之驻世神仙泥丸李翁，谓是书道旨，孚佑帝君初证道果，四大已化，未及医世。乃著诗三章，题曰《至教宗旨》。宋元之际，业已梓布，其次章，即是书《逍遥诀》也。是书出于康熙戊辰岁（即康熙二十七年，1688年），演成于金盖龙峤山房，实为陶靖庵、黄隐真、盛青崖、朱九远、闵雪蓑翁、陶石庵、谢凝素诸名宿，皆医世之才，故授此大道。岂仅为独善一身之流说法哉？"

真人尹蓬头，亦有寥阳殿演出一书，名曰《东华正脉皇极阖辟证道仙经》，与此书相为表里。修其性命是为医世张本。从事医世，实即性命玄功。

观此书《回光证验》章中所示："不可以小根、小器承当，必思度尽众生"；《周天》章中所示："一身回旋，天地万物悉与之回旋；方寸处极小而极大。"是即身即世，合内外之道，《宗旨》已昭著矣。无非仰体太上好生之心，期人无复辜负此生年月日，以成大道，以度众生。

彼小就者，今日"龙虎"，明日"坎离"，沾沾自顾。纵得证果，升作无位天民，独利一家七祖，上帝奚取焉？先师所述书之成，书之授，道祖孚佑帝君之慈意如此。陶、黄、盛、朱诸真得受此书，以传后学，其鸿愿亦如此。

然是书递传失真。即《道藏辑要》梓本，可概见矣。兹故取以订正之。愿大千志士，得是书并《阖辟经》合体以行。则人能宏道，大千幸甚。

是为序。

时惟道光辛卯（即道光十一年，1831年）四月上浣金盖山人龙门第十一代

　　　　　　　　　　闵一得沐手谨序

是书出于康熙戊辰岁（即康熙二十七年，1688年）金盖

龙峤山房宗坛所传。本山先哲陶石庵先生寿诸梓。

嘉庆间，蒋侍郎元庭先生得传抄伪本，纂入《道藏辑要》。后在浙省见本山梓本，议即改梓，而板在京邸。及送板归南，而先生又北上，卒于京。事故中止。

此未了要事，一得之心不能刻忘也。今岁游金陵，得世所传誊本，亦与陶本不尽合。而较蒋本多收一二节，似又出自陶本者。各以私意增损，言人人殊，何以信后？兹一准陶本订正之。

吕祖宝诰（一）志心皈命礼

玉清内相，金阙选仙。化身为三教之师，掌法判五雷之令。黄粱梦觉，忘世上之功名；宝剑光辉，扫人间之妖怪。四生六道，有感必孚。三界十方，无求不应。黄鹤楼头留圣迹，玉清殿内炼丹砂。存道像于岩祠，显仙迹于云洞。阐法门之香火，理玄嗣之梯航。大悲大愿，大圣大慈。开山启教，灵应祖师。天雷上相，灵宝真人。纯阳演正，警化孚佑帝君，兴行妙道天尊。

吕祖宝诰（二）志心皈命礼

唐朝得道，宋室开玄。拜正阳而上辅玉皇，赐宝剑而下降妖怪。遍现十方行大化，默游三界救群生。总督九关传玉旨，护持三界阐金纶。九皇赞仰炼云砂，中天职理参辰曜。

龙沙会上号玄师，紫府宫中居法位。宏誓未完，此心不泯。方方垂训，处处显神。大圣大慈，大仁大孝。敕封三十三天，大法宫中。金莲台上，代天宣化。统领众生，扶理正阳。总督关教，华盖掌道大士。警化孚佑上帝，纯阳吕祖天师。亲身救劫，誓愿度人真广慈。

吕祖宝诰（三）志心皈命礼

萧宇玄臣，香林仙宰。道冠八洞金函，职奉三清玉敕。冰壶炼炁，结祥霭于太乙之扉；星剑腾辉，印宝光于上枢之殿。纶巾贯巽德之风，羽袖本干元之体。采云芝，化金龙于玄鼎；成雾柳，变玉虎于琼珰。神贯日乌，气吐丹虹万里。精凝月兔光开，珠露千霄醉鹤。垂纶法振，五雷号令。飞鸾执拂，身为三界纲维。慧力开玄，威风摄祟。大圣大慈，大仁大孝。玉清协化，紫洞持宗。天曹逸史，瑶池较箓。西竺明玄，北极梵宰。三界行人，六府选仙。灵通肇化，玄都孚佑帝君。纯阳演正。兴行持劫，妙道济世天尊。

吕祖宝诰（四）志心皈命礼

虚微玄奥，静化幽冥。演无上之玄元，消万劫之罪果。降魔度世，立道超迷。功高上洞之雷司，德庇人天之世界。大慈大化，大愿大尊。隐显万方，逍遥亿国。与天地之体，共日月之照。掌三十六极之仙衔，管七百八界之神册。立洪洪大志，度亿亿凡生。最高最上，广化广仁。玄玄应化，功高普度。亿感大成，万正紫极真人；垂慈接教，伏邪警世帝君，兴行妙道天尊。

后　记

所谓道士，即以道为事、奉道行事之人，不过若想落到实处，却也要一些必需的能力、方法与路径，否则无法体道、传道，更遑论得道、成道。

黄老之学为黄帝之学和老子之学的合称，是华夏道学之渊薮，包括三大主题：修行、经世与致用。对此，余从自己的理解和体验的角度，略做通俗的划分，大分有三：一是道风；二是道理；三是道功。

道风是关于生活的，随缘来去、满腹经纶、心平气和、健康长寿等；道理是关于哲学的、观天之道、执天之行、心无所住、和光混俗等；道功是关于生命的、性命双修、和合四象、太乙含真、元神复位等。这是余道学写作的三条主线。

高道混然子王道渊在《黄帝阴符经夹颂解注》序中写

道："知天道必知人道，知人道必知丹道。"所以，在完成并出版了道风方面的《辟谷简史》和《辟谷疗法》，以及道理方面的《黄帝阴符经》注释等书籍后，就赶紧安排了道功方面的《太乙金华宗旨》和《吕祖百字铭》注译释的出版事宜。

当然，道风、道理与道功之间并非有着一条很分明的边界，因为此三者，实际上都是道的体用罢了；或者说，实质上都有着与道合一的指向，都是对生命的渴望，对自我的超越，对生死和宇宙本源的追问。

比如辟谷，也是道之功，即朝朝服气；也是道之理，即时时斋戒。正如《易筋经》所言：道功者，理应培其元气，守其中气，保其正气，护其肾气，养其肝气，调其肺气。理其脾气，升其清气，降其浊气，存其丹田之气，去其浮躁之气，闭其邪恶之气……使气清而平，平而和，和而畅达，畅达则通畅无阻，和内外上下为一体，此为全功也。

比如道理，《黄帝阴符经》与《道德经》《清静经》等重要道家典籍，既是道之风，智慧宝典，可以外修成功；也是道之功，丹道秘籍，可以内炼成真。《太乙金华宗旨》的核心功法"回光"在《黄帝阴符经》中以三个字"机在目"揭露无遗；核心功理被其以五个字"擒之制在气"一语点破。

比如丹道，也是道之风，也是道之理，即丹道有"先性后命"和"先命后性"两途。高道悟元子刘一明在《悟真直指》中云："修性无为，修命有作。"其中有作之命功亦可由"服气辟谷"促生真气、练成"胎息"等功夫入手。

吕祖在丹诗《窑头坯歌》中写道："伏羲传道至于今，穷理尽性至于命。""穷理尽性至于命"来自《易经》，"道风、道理与道功"就是与之内在应和。

当然，这三项的修习所能带来的助益也大致相应了"钟吕金丹道"四大代表作之一《灵宝毕法》所言的"三乘十门"，即"小乘安乐延年法""中乘长生不死法""大乘超凡入圣法"。

实际上，"三乘"也是修道的步骤、方向与目标，即所谓："一求却疾延年，二求长生不老，三求修仙大道。"这是一代宗师、被誉为"武林文星"的万籁声先生在《武术汇宗》中的总结。

近百年后的今天，别说"武人"，别说"文人"，就连几多道人能看到想到？又能行到做到？余禁不住也发出韩愈"嗟乎！师道之不传也久矣"的嘘唏！

这声嘘唏从黄帝"其盗机也，天下莫能见，莫能知"开始，从老子"吾言甚易知，甚易行，天下莫能知，莫能行"开始，千年万年已过，吾等唯有从我做起！

自宋元以来，"道派与丹道合一，不懂丹道则毋论道教也（胡孚琛语）"。这个大前提提醒教内人士更应自力更生、发奋图强，以成为内外兼修，形神俱妙的风范。此中深意需同道自行领会。

中国道教协会第二届理事会会长陈撄宁先生（1880—1969）一直高举"中华仙学"旗帜，全力将其从道教中剥离出来，恢复先秦时的独立状态以求发展壮大。现在，此项事业依然有人继承，并随着多元化时代及全球化背景日益加速，这些全面并充分体现在世界范围内的文学、影视、游戏及其科技创新与商业浪潮当中，这从另一方面印证了集体无意识的存在吧！

吕祖在《钟吕传道集》第一篇中，即请问钟离子曰："生于中国，幸遇太平，衣食稍足而岁月未迟。爱者安而嫌者病，贪者生而怕者死。今日得面尊师，再拜再告，念以生死事大，敢望开陈不病不死之理，指教于贫儒者乎？"希望本书的出版能给予有缘之人，标示一条全命保生、以合于道的线索。

余自诩以道为事、奉道行事之人，注释经典完全是一次自我进修行为，有种百尺竿头更进一步的高兴。毫无疑问，整理这些资料时，余也在一定程度上，实现了金丹南祖紫阳真人所言"寻流而知源，舍妄以从真"的目的。

大道无言，开口便错。余在修道途中特借助本书就教于方家。老子曰："代大匠斫者，希有不伤其手者矣。"勉为其难，不以为徒劳，只为勉力贡献尔。

以钟吕所率领的成仙了道的"金丹大道"之存在，并告诫我等"不可以小根、小器承当"，但这不妨碍或扫除易为见功的"小法旁门"之存在，只要以道为事、奉道行事，坚持练功，心地良善，便不必苛责求全，自轻自弃，自以为非。因为，毕竟根器确有大小不同，考大学也不能都上清华与北大，上985也不错，上211也挺好，即使上一所未列入211与985的大学，也是祖国的人才。《宗旨》言"随人根器，各现殊胜"，这是题外话一。

题外话二，虽然钟吕等历代祖师一直强调修炼道功从童子时期入手易成，如张三丰真人的《金液还丹破迷歌》云："童儿修，精气全，静里一炁可升天。"但我等凡夫若能立下苦志恒心、悔过迁善，也不是没有大成的机会。吕祖也是在64岁时得遇钟离子，丰仙（张三丰）也是在67岁时得遇火龙真人，紫阳真人更是在87岁时得遇海蟾子（刘海蟾）真君授道。反正《黄帝阴符经》中讲了："宇宙在乎手，万化生乎身。"道家的一贯的主张就是"我命由我不由天"。紫阳真人正好有诗云："一粒金丹吞入腹，始知我命不由天。"

题外话三，虽然庄子云："六合之外，圣人存而不论；六合之内，圣人论而不议。"但无论是道风，还是道理，抑或是道功，都是在帮助我们人类向更高生命维度提升。这个提升过程充满奇迹，这也是"神仙"的本义与精神，所以在有限的岁月里，让我等只讨论奇迹、尊重奇迹、创造奇迹吧，或许如此，实现紫阳真人在《金丹四百字》中所说："虽愚昧小人，行之立跻圣地。"

余写作过程中阅读并参考了以下典籍与著作：胡孚琛著《丹道法诀十二讲》；熊春锦编《道医学》；董沛文主编，陈全林点校的《新编吕洞宾真人丹道全书》《新编张三丰先生丹道全书》；武国忠主编《中化仙学养生全书》；薛宗源著《道学与丹道》；张义尚著《丹道薪传》；王爱品著《道医论》；戈国龙著《丹道十讲》；韩金英绘著《内在小孩解道德经》；田诚阳著《中华道家修炼学》；程宝良著《丹道源流》；吴信如主编《道教精粹》；萧天石著《道海玄微》；米晶子编著《炁体源流》以及古人曾慥编集《道枢》；等等，在此向以上编者、作者表示衷心感谢！

尤其重点的阅读并参考了张其成著《张其成全解太乙金华宗旨》、王魁溥编译注释《纯阳吕祖功理功法诠释——太乙金华宗旨今译》、冯广宏编译《太乙金华宗旨今译》、杜琼和张超中注译《黄庭经注译·太乙金华宗旨注译》，以及高丽杨点校《钟吕传道集·西山群仙会真记》、沈志刚注译《钟吕传道集注译·灵宝毕法注译》及他整理王力平传授《钟吕丹道修炼入门》，以及米晶子《张至顺真人选集》，在此向所有作者、编者表示衷心感谢，执手鞠躬！

钟祖说："道上有功，人间有行！"

　　道就是自然，仙就是向自然学习的人。各位现在就可以开始"回光"，轻轻松松，从上丹田、守眉心入手。

华胥子

2022 年 2 月 11 日于华胥园